由多位三甲医院儿科专家
共同打造的儿童健康宝典

# 你身边的
# 儿科医生

## 小苹果儿童健康宝典

小苹果儿科医生专家团 著

U0225694

中国妇女出版社

**图书在版编目（CIP）数据**

你身边的儿科医生：小苹果儿童健康宝典 / 小苹果
儿科医生专家团著. -- 北京：中国妇女出版社，
2016.1

　　ISBN 978-7-5127-1191-4

　　Ⅰ. ①你… 　Ⅱ. ①小… 　Ⅲ. ①小儿疾病—防治 　Ⅳ.
①R72

中国版本图书馆CIP数据核字（2015）第253303号

**你身边的儿科医生**——小苹果儿童健康宝典

作　　　者：小苹果儿科医生专家团 著
选题策划：路　杨
责任编辑：路　杨
封面设计：柏拉图
责任印制：王卫东
出版发行：中国妇女出版社
地　　址：北京东城区史家胡同甲24号　　　邮政编码：100010
电　　话：（010）65133160（发行部）　　65133161（邮购）
网　　址：www.womenbooks.com.cn
经　　销：各地新华书店
印　　刷：北京通州皇家印刷厂
开　　本：185×235　1/16
印　　张：15
字　　数：240千字
版　　次：2016年1月第1版
印　　次：2016年1月第1次
书　　号：ISBN 978-7-5127-1191-4
定　　价：36.00元

# 本书编委会

**首都医科大学附属北京儿童医院**

胡　冰　张炜华　郭凌云　陈兰勤　郭　欣　白云松　马　扬
邰　隽　何　强　陈　黎

**首都儿科研究所**

丛晓辉　魏　丹　张　奕　顾　菲　杨圣海

**北京新世纪儿童医院/妇儿医院**

鲁　靖　陈玉琳　孙　鹏　包　楠　张　津　段建华　李华荣

**北京大学第三医院**　张　娟

**北京大学第六医院**　杨　文

**首都医科大学附属北京天坛医院**　任守臣

**首都医科大学附属北京安贞医院**　李杏坤

**首都医科大学附属北京友谊医院**　韩伟娟

**中日友好医院**　石效平

**中国医学科学院阜外医院**　段福建

中国中医科学院广安门医院　何颖华

北京中医药大学东直门医院　李爱儒

上海交通大学医学院附属新华医院　李京阳　刘全华

浙江大学医学院附属儿童医院　余金丹

广州市第一人民医院　于　力

国际SOS北京国际诊所　陈秦生

北京和睦家医院　王京晶

爱德齿科　丁一涵　常小霞

北京维世达医疗诊所　王　魁

孔医堂　郭轶君

# 为了健康聪慧的下一代

　　如今，网络发展的日新月异，大数据时代的扑面而来，使得人们的生活发生了翻天覆地的变化。

　　尽管已知天命的自己早就过了为儿童健康操劳的年龄，但随着女儿长大成人，儿童不可避免地又将成为家庭的中心。中国传统家庭对孩子的关注永远在路上。对于如何培养健康聪慧的下一代，《你身边的儿科医生：小苹果儿童健康宝典》的集结出版无疑是一件可喜可贺之事。

　　为了更好地利用有限的医疗资源，帮助爱子心切的家长更有成效地呵护自己的掌上明珠，一批年轻有为且医术高超、充满爱心的医之骄子，通过总结自己的临床实践，对儿童日常疾病进行了深入浅出的科普解读，浓缩于本书。本书的内容涵盖儿童发热、呼吸道疾病、胃肠道不适、日常护理、常见药物的正确使用等。本书在结构上也是独具匠心，主要由"访谈"+"诗歌"的形式组成，访谈为儿童疾病科普知识的正文，诗歌是对访谈内容的简要概括。作者们不仅对患儿父母经常遇到的高频儿科问题给出权威且实用的解答，还在每篇好文前附上一首原创小诗，便于读者在寓教于乐中增强记忆。为了有助于读者抓住重点，基于互联网思维，本书在内容编排上参考了这些科普文章的线上阅读量，依据受读者关注的程度，采用高频先见的顺序予以排列。书中除了必备的医学知识，同为儿童父母的作者们通过自己的切身经历，还从医学的角度总结出字字珠玑且值得借鉴的育儿之道。

西方有一句著名的谚语："每天一个苹果，就会保持健康远离医生。"本书的书名不仅匠心独具，而且寓意深远。衷心希望该书的作用能够名副其实，为培育健康聪慧的下一代添砖加瓦。

游苏宁

2015年8月3日

# 小苹果儿科医生育儿问题网络关注度排名

TOP1：宝宝发热

TOP2：宝宝呼吸道疾病

TOP3：宝宝胃肠道疾病

TOP4：宝宝传染性疾病

TOP5：宝宝日常护理

TOP6：宝宝用药

TOP7：宝宝心脏疾病

TOP8：宝宝牙齿健康

TOP9：宝宝体格发育

TOP10：宝宝常见意外伤害

TOP11：宝宝泌尿系统疾病

# 目录

Contents/

## 第6章 宝宝用药 / 123

## 第7章 宝宝心脏疾病 / 131

## 第12章 其他热点问题 / 197

慎用抗生素

# 第1章

## 宝宝发热

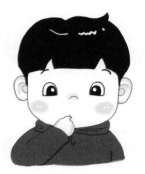

如果宝宝体温在38.5℃以内，且没有惊厥病史，暂时不必吃退热药，可采取物理降温。

## 小儿出现不明原因的发热怎么办

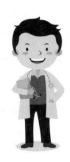

**➕ 医诗说**

> 不明发热小儿多，三周不退愁煞人。
>
> 用药还需分情况，系统检查要认真。
>
> 确认病原自何方，感染非染细区分。
>
> 抗生激素应慎用，宝宝负担莫太深。

小儿发热是宝宝最常见疾病症状之一，但持续发热却不同寻常。如果宝宝发热时间持续3周，体温多次超过38.3℃，经过至少1周的完整的病史询问、体格检查和常规实验室检查后仍不能确诊者，医学上便称之为不明原因发热（fever of unknown origin，FUO）。

## 不明发热Q&A

### 小儿不明原因发热主要可能的病因有哪些？

**专家回答：** 在儿童常见的不明原因发热中，主要分为两大类，即感染性疾病及非感染性疾病。其中，不同病原体所致的感染性疾病占有较高的比例，超过半数。绝大多数患感染性疾病的患儿均可出现发热。常见病原体有病毒、细菌、结核；少见的病原体有真菌、寄生虫等。在非感染性疾病导致的发热中，常见的有风湿免疫性疾病以及血液肿瘤性疾病，且随着儿童年龄的增长，非感染性疾病导致发热的比例在逐渐上升。

**在没有确诊病因的情况下，家长应如何处理宝宝的不明原因发热？是否应用抗生素？**

**专家回答：** 针对儿童不明原因发热，我们建议应尽早进行病因诊断，因此建议家长当孩子存在不明原因发热的情况时，应及时到医院就诊，寻找病因，对症治疗。

另外，并不是所有有发热症状的疾病都需要使用抗生素，比如病毒感染并不需要应用抗生素，因此应在有指征的情况下遵从医生嘱托，合理选择抗生素。滥用抗生素会使细菌培养的阳性率下降，长期使用抗生素易导致药物热、混合感染等，干扰疾病的诊断。对于高度怀疑感染的患儿及重症患儿，为避免延误病情，仍建议在进行了有效的病原学检查后经验性应用抗生素，并根据病情变化及病原学检查回报后进行适当的调整。

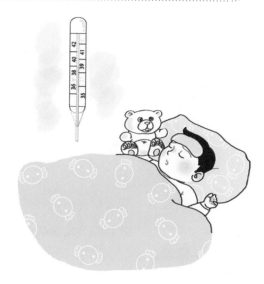

宝宝发热要及时处理

**对于小儿不明原因发热，一般需要选择哪些检查来确诊？**

**专家回答：** 因导致患儿不明原因发热及长期发热的病因常常较为复杂，所以在初期诊断时建议可进行初步的筛查，如可进行简单的血常规、C-反应蛋白、尿常规、便常规以及血生化等检查，可初步排查常见的疾病及判断可能的疾病。而在未能确诊的情况下仍建议及时到医院就诊并进行系统的检查，这其中包括各种病原学、血液标本及影像学检查等。

小苹果 问

# 针对小儿发热最常见的病因，相应的治疗原则有哪些？

专家回答： 各种病毒感染特别是EB病毒、巨细胞病毒、人疱疹病毒6型以及人疱疹病毒7型等感染是引起儿童长期发热较为多见的原因。在各种细菌感染中，容易导致长期发热而不易诊断的病原体，常见的是结核杆菌以及其他毒力较弱和较为少见的病原菌。在其他病原体感染中，真菌感染和寄生虫感染也可引起长期发热。这些原因导致的发热均应在诊断明确后给予相应的治疗，同时注意并发症的处理。单纯的支原体感染引起长期发热的并不多见，其往往伴随着混合感染以及感染后导致的免疫相关性疾病，如血管炎（川崎病）、关节炎（反应性关节炎）等。

儿童中，虽以感染性疾病最为多见，但仍有很多非感染性疾病也可表现为长期的发热，且不易鉴别。这类疾病中，容易与感染性疾病混淆的是结缔组织病，如幼年类风湿性关节炎、系统性红斑狼疮、动脉炎、川崎病等。此外，白血病、淋巴瘤等血液系统疾病及恶性淋巴瘤导致的患儿长期发热的病例并不在少数。风湿免疫性疾病及血液系统疾病需要应用激素治疗，但在未明确诊断前不合理使用激素往往会导致事倍功半的结果，影响诊断，因此建议慎用激素。其他非感染性疾病如由于环境因素及自身原因导致的暑热症，可能与遗传及免疫缺陷有关的周期性发热，与机体高代谢有关的内分泌疾病（如甲亢），在治疗过程中药物因素导致的药物热，以及由于当今社会压力的增加、儿童负担的加重、家庭环境的变化所导致的心因性发热，都是导致患儿长期发热的原因，也需要得到我们的重视。

专家：胡 冰

# 宝宝发热巧应对

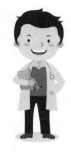

**✛ 医诗说**

我有一个乖宝宝，有一天发烧了。

没有食欲，没精神，咳嗽又流涕。

不用着急，不用担心教你咋处理：

环境舒适，温水擦身，宝宝勤换衣；

体温过高那就吃药，无须再犹豫；

如果反复，两种药物交替都可以；

若半夜高烧可以塞肛，酌情去就医。

我们写了这首儿歌助妈妈巧记忆。

感冒发热是宝宝年幼时最常见的病症。孩子小，不懂冷暖，冷了不知第一时间穿，出汗了也不懂脱衣服散热，一冷一热就容易感冒发热。有的宝宝晚上睡觉喜欢踢被子，妈妈一个不注意，小家伙就着凉发热了。有的宝宝抵抗力较弱，进入到空气不佳的场所，如果又是感冒多发季节，便很容易被人传染。

## 宝宝发热Q&A

小苹果 问

### 怎样判断宝宝是否发热了？

专家回答：宝宝出现精神不振、食欲明显下降，伴随着咳嗽和流鼻涕时，妈妈可以先用嘴唇和前额分别感觉一下宝宝额头是否有发热现象；还可以用手摸摸宝宝的颈部、腋下，如果确实觉得有点烫，可以用体温计给宝宝测量一下，看看宝宝的体温到底多少。根据测量温度不同，采取不同的护理措施。

## 如何辨别宝宝发热程度？又该怎么处理？

专家回答：一般说来，37.5℃～38℃为低热，38.1℃～39℃为中度发热，39.1℃～40.4℃为高热，40.5℃以上为超高热。

如果宝宝体温在38.5℃以内，且没有惊厥病史，暂时不必吃退热药，可采取物理降温。首先应保持室内环境安静、温度适中，衣被不可过厚。宝宝如果出汗多，要及时为宝宝更换干净衣服，可用温水擦身，不可以用凉水或太热的水擦身。宝宝发热时，呼吸会加快，蒸发的水分多，所以要及时补充水分，让宝宝多喝温水，促使其多排尿、多发汗，有利于降温。

如果宝宝体温在38.5℃以上，有惊厥史的宝宝体温在38℃以上，可服用退热药。给宝宝使用退热药物应严格按体重服用。宝宝常用的退热药物有对乙酰氨基酚（如泰诺林、百服宁）和布洛芬（如美林、托恩），这些都属于相对安全的解热镇痛类药物。宝宝吃药后也要多喝温水，有利于退热，若口服退热药后半小时体温无明显下降应该积极采取物理降温。

## 物理降温有哪些方法？

专家回答：家长可以用温水把毛巾打湿，给宝宝擦脖子、腋窝、大腿根等部位，以微红为适度，有利于退热；对于小宝宝，状态还可以，也可以温水浴（34℃左右）；在宝宝没有寒战的情况下可将退热贴、冰袋或冷毛巾放在宝宝前额；宝宝高热普通物理降温无效可用35%酒精擦浴。

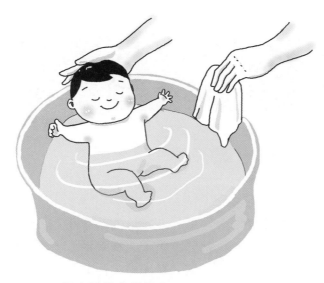

温水浴是有效的物理降温方法

**宝宝发热的特点多是易高热、易反复，面对这种情况该怎么办？**

**专家回答：**孩子比成人容易发生高热，体温上升快速且明显，容易发生在夜间，这个时候需要按部就班地服药，如果有精神差、嗜睡、抽搐、频繁呕吐、咳嗽严重等伴随症状应及时就诊。

有的时候，刚给宝宝吃完药，宝宝退烧了，结果过了2个小时又烧了起来，而退热药一般需4~6小时才能服用一次，怎么办呢？这时就需要积极物理降温，至少离上次退热药间隔4小时再口服退热药。对乙酰氨基酚和布洛芬两种不同成分的药物，可以交替使用，这样可以减少每种药物24小时内使用的次数，还能减少药物的副作用。

如果宝宝在半夜睡眠中突然高热起来，妈妈可以给宝宝应用塞肛的退热药，也可以把退热贴贴在脖子、腋窝、大腿根处辅助退热。

另外，小于4个月的小宝宝如果出现高热应及时就诊，尽量物理降温，如需用退热药应在医生指导下应用。

专家：鲁　靖

## 小儿热性惊厥莫慌张

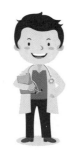

✚ **医诗说**

> 热性惊厥忽然至，失神抽搐一阵阵。
> 妈妈害怕扶额惊，手足无措泪湿襟。
> 宝宝发作勿要慌，通畅呼吸防呕物。
> 物理降温可冰敷，及时就医莫耽误。

宝宝发热很平常，但伴随出现全身性、短暂性抽搐，并出现意识丧失时，宝妈们是不是会吓一跳？惊慌失措的时候，也不知道宝宝到底是犯癫痫还是脑炎了？不用担心，这种情况大多数都是热性惊厥引起的。但是，有些宝妈也担心宝宝会不会频繁发作，甚至担忧这种病是否会影响宝宝的智力发育。

## 小儿热性惊厥Q&A

**问**

### 热性惊厥是什么？

**专家回答：** 热性惊厥是儿童时期最为常见的神经科疾病之一，发病率1%~13%，是指儿童年龄在3~5岁，个别可于7~8岁发生的惊厥，伴有发热，但无颅内感染等特定病因，发作时体温多高于或等于38℃。

## 为什么儿童容易出现热性惊厥？

专家回答：由于儿童处于发育阶段，各方面机能尚不完善，中枢神经系统发育不成熟，髓鞘形成不完善，神经兴奋性容易扩散，从而导致惊厥发作。

## 热性惊厥的表现如何？需要治疗吗？

专家回答：初次热性惊厥常发生在体温骤升的12小时内，一般体温在38℃~40℃，不典型病例发病时体温低于38℃。发作形式一般呈全面性强直—阵挛发作，具体表现为双眼上吊、牙关紧闭、口唇发绀、神志丧失、四肢伸直僵硬或四肢节律性抖动，一般持续数十秒至数分钟，发作后大部分患儿经过短暂休息后均可恢复正常。热性惊厥一般不需要治疗，但是，对于发病年龄过小或过大、发作持续时间长（尤其是超过30分钟）、发作频繁（1年超过5~6次）的患儿，需要进行正规专科治疗。

## 热性惊厥是癫痫吗？两者有何联系和区别？

专家回答：热性惊厥本身不是癫痫，但属于痫性发作，为暂时性脑细胞功能紊乱，临床上惊厥发作时均伴有发热。癫痫也是一种发作性疾病，是由多种病因引起的脑功能障碍综合征，临床主要表现为反复发生的、具有一定刻板性的、不伴明显发热惊厥或非惊厥发作。癫痫患者在发热性疾病过程中容易出现惊厥发作，但不能诊断为热性惊厥；一部分热性惊厥的患者，可能在病程演变过程中出现无热惊厥，而最终成为癫痫患者。

## 热性惊厥是中枢神经系统感染（脑炎）吗？

专家回答：中枢神经系统感染也是儿童较为常见的神经科疾病，临床上也可出现发热伴有惊厥发作为初发或主要症状，两者有较为相似之处。但是，热性惊厥患者发作后一般精神状态好，没有嗜睡、呕吐、剧烈头痛等伴随症状，神经科查体无明显阳性体征，而中枢神经系统感染患者通常会出现一些其他症状，包括嗜睡、精神不振或烦躁不安、喷射性呕吐、头痛等，神经科查体可出现一些阳性体征。总之，对于初次发作的热性惊厥患儿，需要在急性期严密监测相关症状，以得到及早的诊治。

## 热性惊厥会影响孩子的智力吗？

专家回答：通常来讲，热性惊厥对大多数患儿来说不会影响认知以及智力发育，但是惊厥发作时间过长、较为频繁的患儿，可能会出现认知损伤，所以对于这类患儿，需要积极应对。

## 家长应该如何应对孩子的热性惊厥？

专家回答：热性惊厥发作毫无征兆，发作表现也的确可怕，家长往往是第一位亲临现场的人，所以，能够得到家长第一时间的有效处理尤其重要。如果您的孩子出现惊厥发作，首先要保证患儿呼吸道通畅，将患儿头偏向一侧，防止呕吐物或分泌物堵塞气道；另外，需要注意防止惊厥性损伤，可用毛巾或其他柔软物品塞入口中，挪开周围危险物品，防止舌咬伤以及肢体磕碰等；第三，按压患儿人中或虎口穴位，可起到一定程度的止惊作用，同时，为患儿进行积极降温处理，包括脱衣服、冰敷等。对于首次发作的患儿或者是抽搐时间较长的患儿，应该尽快就近就医；对于非首次发作、惊厥时间短、惊厥发作后精神反应好的患儿，可暂时观察，给予积极降温处理，如反复发作，则需要就医。

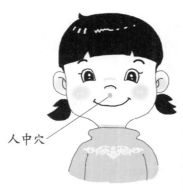

人中穴

**人中穴位置**

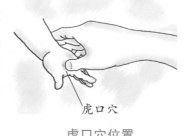

虎口穴

**虎口穴位置**

专家：张炜华

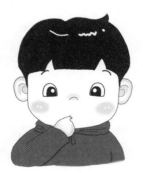

寒冷季节
高发

# 第 **2** 章

# 宝宝呼吸道疾病

寒冷季节宝宝易患肺炎，如果治疗不彻底，易反复发作，引起多种并发症，甚至影响孩子发育。

## 宝宝感冒，那些你不知道的秘密

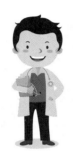

**✚ 医诗说**

宝宝体弱感冒多，喷嚏鼻塞寝难安。

保暖锻炼常喝水，饮食清淡早睡眠。

反复发热需就医，物理降温观察先。

阿司匹林应慎用，遵嘱用药免遗憾。

大多数小宝宝体质都会比较弱，抵抗力也比较低，感冒发热成了稀松平常的事。朋友圈里我们常能看到年轻的爸爸妈妈晒半夜跑医院的辛酸照。其实感冒这种病，如果家长平时在生活中对宝宝多加注意的话，是可以避免的。但如果宝宝已经感冒了，又该怎么护理呢？如果发热了，又该不该用抗生素呢？

## 宝宝感冒Q&A

**小苹果问**

**感冒症状有哪些？家长如何避免宝宝感冒？**

**专家回答：**感冒即我们说的上呼吸道感染，简称上感，多为呼吸道病毒感染，少数为细菌感染。感冒的宝宝多表现为打喷嚏、鼻塞、流鼻涕，也可有咳嗽的表现，有些患儿还可以出现流眼泪、呼吸不畅、声嘶，伴有发热等。多数宝宝3~5天可以痊愈。

家长日常生活中应该注意以下几点：

（1）避免诱因：避免宝宝受凉、注意穿衣保暖；秋冬季，幼儿园会有很多孩子患呼吸道感染，要注意减少接触；少去人多的公共场合。

（2）增强体质：平时多带宝宝进行户外运动，提高机体免疫力与耐寒能力。

（3）使用免疫调节药物和疫苗：冬季流感季节，可以接种流感疫苗来预防流感病毒感染。

## 若宝宝感冒但未发热该如何处理？

**专家回答：** 宝宝出现感冒症状，家长要让宝宝多休息、多喝水、饮食清淡，保持室内空气流通。多数感冒为病毒感染，所以无须使用抗生素，可以选用一些具有清热解毒作用的中成药物，有助于改善症状、缩短病程，比如小儿感冒宁、清解合剂等。抗病毒药物如利巴韦林和奥司他韦对流感病毒有较强的抑制作用，早期使用，可有效缩短病程。如果宝宝流鼻涕明显，可以口服艾畅（小儿伪麻美芬滴剂）缓解症状。

病毒性感冒一般3~5天可自愈，若出现咳嗽加重、有痰、喘息或发热表现，需带宝宝去医院就诊。

## 若宝宝感冒出现反复发热，家长如何处理？

**专家回答：** 宝宝的正常体温可以因性别、年龄、昼夜及季节变化、饮食、哭闹、气温以及衣被的厚薄等因素影响有一定范围的波动。体温稍有升高，并不一定有病理意义。在小儿体温升高时，要注意观察患儿的神态和举止。体温在38℃、神情呆滞的孩子，与体温在40℃、仍然顽皮的孩子相比，前者更值得我们关注。机体抵抗力低的孩子，即使患了严重的疾病，很可能也不会发热。

测量体温时有以下几点注意事项：

（1）测体温前，要将体温计的温度甩到35℃以下。斜插入宝宝的腋下皮肤处，如果宝宝有汗，应该先将汗渍擦拭干净再测体温。腋下测5分钟，测后温度计上显示的温度就是腋下的实际温度。

（2）宝宝哭闹、喂奶、衣服过厚、室温过高都会使体温升高，建议这种情况处理完30分钟后再测体温。

（3）宝宝饥饿、环境温度低（20℃以下）、宝宝穿得或包裹得太少都会使体温下降。这种情况也建议处理完30分钟后再测体温。

腋表（就是水银的体温计）如超过37.4℃则是发热。

常用的降温措施见"宝宝发热巧应对"一节

专家：郭凌云

## 流感就是这么任性

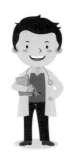

✚ 医诗说

流感任性四处传，管它地北与天南。
冬末暴发需预防，服药预后不拖累。

流感是一种传播能力很强的呼吸道传染性疾病，可以通过呼吸道飞沫和密切接触传播，是由流感病毒引起的常见急性呼吸道传染病，分甲、乙、丙三型。无论成人还是宝宝都很难逃出"流感"的魔掌，"它"就是这么"任性"！

# "任性"流感Q&A

## 接触流感患者后多长时间有可能发病？

专家回答：接触流感患者6小时后就有可能发病，一般潜伏期（接触病人到发病时间）为6小时~4天。

## 流感和普通感冒有什么不同？

专家回答：相比普通感冒，流感具有以下不同特点。

（1）季节性强（以北京为例，11月至来年2月高发，元旦前后多为高峰期）。

（2）传染性强，易暴发。

（3）突起高热，全身酸痛、乏力等症状更重。

（4）幼儿及老年人更易发展为肺炎。

（5）部分患者会出现危重症。

## 如何判断是否患有流感？

专家回答：出现以下异常情况，应怀疑可能患了流感。

（1）有聚集性群发发病病史（如幼儿园、学校、家中短时间内多人得病）。

（2）有典型症状（突起高热、浑身酸痛乏力、咽痛、头痛、鼻塞、流涕等）。

（3）查血象为正常或病毒感染血象。

（4）做流感A+B筛查可协助诊断。

## 得了流感如何治疗？

专家回答：目前已明确的较有效的抗流感药物如奥司他韦，副作用相对较小，在起病48小时内应用效果较好，可缩短病程，减轻不适症状，服药后一般体温2～4天可降至正常。还可口服中药、退热药、止咳化痰药等对症治疗。鼻塞明显的宝宝根据年龄应用不同的喷鼻剂以保持呼吸通畅。流感未经积极抗病毒治疗者有的会持续高热1周左右。

## 患流感后应注意什么？

专家回答：大部分流感患儿经对症及抗病毒治疗预后都很好，病程一般1周左右，但部分婴幼儿及体质较弱者体温降至正常后反而咳嗽会加重，若咳嗽剧烈应及时就诊，部分会发展为喉炎及肺炎，需对症治疗。部分流感患儿可有呕吐、腹泻等胃肠道症状，还有很少一部分有热性惊厥史患儿易发生抽搐，部分发热持续时间长者可出现心肌等脏器损害。

## 如何预防流感和护理患儿？

专家回答：家长要积极预防孩子患流感。宝宝不慎患病了，要做好护理工作。

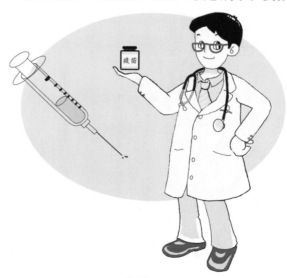

（1）建议每年9~11月接种流感疫苗（接种后2周起效）。

（2）尽量不接触有流感样症状的患者（家中有两个孩子的应做好"彻底的"隔离工作）。

（3）宝宝患病后尽量痊愈后再去上学。

（4）流感高发季少带宝宝去超市等人口密集场所。

（5）到医院就诊时戴口罩。

（6）家中多通风，应用有效空气净化器保证室内空气清新。

（7）如需接触流感病人又无法隔离可口服预防量奥司他韦。

专家：鲁　靖

## 寒冷干燥季节如何保护宝宝的呼吸道

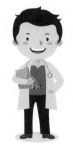

**➕ 医诗说**

呼吸感染说冬季，反复发作慢病循。

补水披衣消化食，清热解毒营养均。

反复呼吸道感染是儿科常见病，发病率约为20%，而冬季是呼吸道感染的高发季节，对宝宝健康成长多有影响。反复呼吸道感染如果治疗不及时、不恰当，会导致宝宝呼吸道黏膜破坏、修复瘢痕化，病变往往发展成慢性咽炎、慢性扁桃体炎、慢性鼻窦炎、慢性支气管炎，甚至支气管扩张。此外，反复感染可造成患儿营养不良状态，加之长期服用抗生素或其他药物，孩子食欲极差，营养得不到充分供应，长期消耗又使蛋白质呈负平衡，体重下降，生长发育迟缓。看到这里，各位家长是不是很担心孩子？下面，我们就来介绍一下寒冷季节如何保护宝宝的呼吸道。

# 秋冬季保护呼吸道Q&A

**秋冬季节宝宝常见呼吸道疾病有哪些？**

**专家回答：**秋冬季是小儿呼吸道疾病高发季节，常见的有上呼吸道感染、气管支气管炎、肺炎、哮喘等。这些呼吸道疾病多由于病毒、细菌等病原体引起或诱发，而由病毒引起的呼吸道疾病与环境、气候密不可分，多数病毒在气温降低时容易大肆繁殖，且迅速传播，加之幼儿因呼吸系统解剖生理、免疫不完善等特征，抗体不能很快调节适应各种变化而出现抵抗力下降，若护理稍有不当，孩子就容易感冒引起咳嗽，甚至发生肺炎。

**怎样预防宝宝呼吸道疾病？**

**专家回答：**针对上述因素，秋冬季科学合理地做好幼儿的防护可有效减少发病，主要有以下几方面。

（1）平时注意均衡营养，补充维生素A和维生素D、微量元素锌等增强小儿的抵抗力，注意补充水分，可饮用冰糖梨水、萝卜汁和鲜果汁等润燥生津。稍大的孩子适当增加户外活动及耐寒锻炼。

（2）关注天气变化，及时给孩子增减衣服。每日开窗通风换气1~2次，保持室内空气新鲜及适宜的温度、湿度。

（3）避免接触呼吸道感染患者，尽量少带幼儿到公共场合、人口密集的地方，家中若有感冒咳嗽患者应注意隔离。养成良好的卫生习惯，大人出入公共场所回到家中，最好先洗手、洗脸、换衣服再亲近孩子，以免孩子被感染。

（4）及时进行各种预防接种。根据季节流行病的预防要求，及时到当地疾控中心接种相应的预防疫苗。

（5）有过敏体质的孩子要注意避免接触过敏原，雾霾天气时尽量减少户外活动。

### 宝宝常见呼吸道疾病处理原则有哪些？

**专家回答：**处理原则包括一般护理，如适当着衣盖被，注意补充水分，饮食宜清淡易消化，与家里其他幼儿及老人做好隔离。如有体温大于38.5℃、咳嗽、喘息等症状，须对症治疗，可服用药物退热，4小时重复一次。一般不用抗生素。怀疑细菌感染或有并发症时可选用青霉素或头孢氨苄西林等，具体用药由医生确定。如用中成药可咨询医生，选用清热解毒、止咳化痰平喘药等。如果持续高热不退、咳喘加重，则应及时到医院就医。

专家：陈玉琳

## 宝宝患鼻炎怎么办

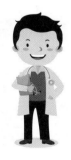

### ✚ 医诗说

鼻涕如虫擤不尽，软纸似山擦破皮。
生理盐水清鼻腔，温热毛巾敷外鼻。

不少宝宝一感冒就容易得鼻炎流鼻涕，鼻涕流起来是没完没了。宝宝皮肤嫩嫩的，多擦几次鼻子就红红的，皮肤也容易破，再擦的话很疼。宝宝患鼻炎又以冬天居多，稍不小心冻着了，就有可能患病。

如果仅是流鼻涕也罢，最担心的是宝宝老是流鼻涕会不会发展成慢性炎症，这就比较麻烦了。那么，家长该如何判断和处理呢？

# 宝宝鼻炎Q&A

 **冬季宝宝为什么容易患鼻炎？**

专家回答：冬季北方天气干燥，温度骤降，孩子的鼻腔黏膜脆弱，容易出现干燥、微血管破裂，导致抵抗感染的能力下降。相对于温暖季节，此时病毒和细菌的繁殖能力又大大增强，导致冬季宝宝易患感冒。鼻子作为上呼吸道的第一道屏障，在感冒期间是最先产生炎症反应的器官，因此冬季患感冒后出现鼻炎的概率大大增加。

 **如果宝宝有鼻塞、流涕，家长如何与感冒区分？**

专家回答：鼻炎和普通的感冒如何区分，这是家长最常问到的问题。因为家长总是在纠结治疗"鼻炎"还是治疗"感冒"。其实这里有个理解上的误区。鼻炎通常是"感冒"的一部分，感冒总是先要出现鼻腔的炎症，再逐渐累及鼻部、咽部、喉部甚至气管、支气管等下呼吸道器官，所以也可以这么讲，鼻炎是感冒的最早期病变之一。鼻炎和感冒是包含关系，同时存在，不分彼此。

 **如果宝宝得了鼻炎，家长该如何处理？**

专家回答：通过上一个问题的分析，我们已经知道了鼻炎只是感冒的一部分，并不神秘，也不可怕。宝宝冬季经常感冒，每次都要对鼻炎特殊治疗吗？其实不尽然，第一考虑到鼻炎和感冒的包含关系，通常治疗呼吸道感染的物理或药物方案都对于缓解鼻炎症状有一定的帮助，通常在感冒全身治疗结束后的10天至2周内鼻炎症状会痊愈，无须特殊

"关照"。

但是，如果鼻炎的症状超过2周仍然不能好转，家长应该给予关注。年龄小的孩子通常不会主动擤鼻涕，导致带有"脏"东西的鼻涕淤积在鼻腔里，鼻腔黏膜长期处在脏的环境里当然要发炎了，所以适当的清理非常重要。

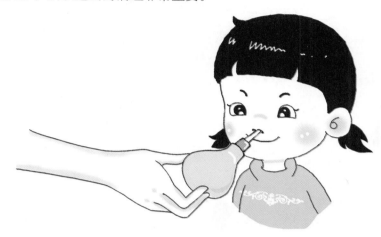

**用生理盐水给宝宝冲洗鼻腔**

生理盐水冲洗鼻腔是个不错的选择，同时每天适当用热毛巾敷一敷鼻子，吸入些温热的空气也可以减轻鼻炎的症状。但最重要的是，如果病史时间超过2周，还是应该请教专科医生确诊病情后再给予针对性较强的药物治疗。因为鼻炎的多样性和个体化差异较大，不建议在药店随意购买药品自行治疗。

专家：孙　鹏

## 宝宝肺炎那些事

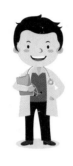

✚ **医诗说**

*春寒料峭晚冬残，高热不断咳痉挛。*
*如是当疑肺炎治，输液雾化莫轻看。*

寒冷季节宝宝易患肺炎，肺炎如果治疗不彻底，易反复发作，引起多种重症并发症，甚至影响孩子发育。家长如何做到宝宝肺炎早预防、早发现和早治疗呢？

## 宝宝肺炎Q&A

小苹果

**问**

### 寒冷季节家长应如何预防宝宝得肺炎？

**专家回答：**建议家长可以从以下几个方面来预防宝宝得肺炎。

（1）接种流感、肺炎链球菌等相关疫苗。

（2）家中有人患感冒等呼吸道疾病，应注意与宝宝彻底隔离（戴普通口罩无效）。

（3）避免去公共场所。

（4）合理饮食（不暴饮暴食，不挑食），衣着适当，锻炼身体，增强个人体质。

（5）建议家中放置空气净化器。

（6）有上呼吸道感染症状时积极治疗，尽量避免发展为肺炎。（但部分病原感染即使积极治疗仍会发展为肺炎。）

**家长在宝宝肺炎早发现方面能做什么？如何能尽早判断宝宝得肺炎了？**

专家回答：肺炎需要由医生确诊，但家长如果能了解肺炎的特点，尽早带宝宝就诊，早发现，早治疗，有利于早期康复。如果宝宝出现下面情况应考虑肺炎可能。

（1）持续高热3~4天，咳嗽逐渐加重，出现阵咳，痉挛性咳嗽，咳后呕吐，夜间咳重不能入睡。（也有极少部分发热、咳嗽一两天就出现肺炎的。）

（2）初期咳嗽不发热，但咳嗽越来越重，咳嗽加重基础上出现发热。

（3）出现呼吸急促、喘息等表现。

（4）6个月以下小婴儿肺炎可以不发热，仅出现咳嗽、呛奶及吐黏液泡沫。

**如果宝宝得了肺炎应该怎么治疗？**

专家回答：轻症肺炎可以在门诊治疗，采取输液、雾化（小宝宝酌情需要吸痰）、口服药物（治疗均由医生决定）等措施。有持续高热、喘息、气促表现的宝宝，或门诊治疗病情不见好转的宝宝及小婴儿肺炎建议住院检查并治疗。建议家长听取医生意见给予患儿积极治疗，需要用抗生素时不要拒绝，且要用够疗程。

专家：鲁　靖

## 解读儿童哮喘

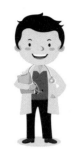

**✚ 医诗说**

认知哮喘莫等闲，急喘胸闷半夜咳。

自然痊愈看天意，正规治疗方上策。

近年来，儿童哮喘的发病率逐年增加。第三次中国城市儿童哮喘流行病学调查显示，我国城区0~14岁儿童的哮喘总患病率达到3.02%，然而，由于部分家长对疾病的认识不足，许多哮喘病例被当作"鼻炎""感冒"或"反复肺炎"，致使患儿得不到规范治疗。本节内容将为家长解读哮喘的诊断和治疗中几个常见的误区。

## 儿童哮喘Q&A

**什么是哮喘？哮喘是我们通常所说的"感染发炎"的炎症吗？这种慢性炎症是否需要长期服用抗生素治疗？**

**专家回答：**哮喘是由多种炎性细胞和细胞组分参与的气道慢性炎症性疾病。这种慢性炎症导致气道高反应性增加，从而导致喘息、气促、胸闷、咳嗽的反复发作，常在晚间或凌晨发作。这些症状可经治疗或自行缓解，偶因持续性炎症病变导致气道重塑而难以可逆。

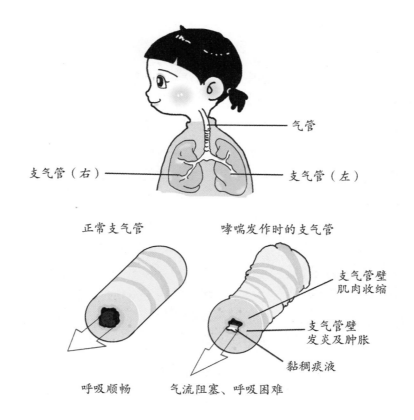

气管

支气管（右）

支气管（左）

正常支气管

哮喘发作时的支气管

支气管壁
肌肉收缩

支气管壁
发炎及肿胀

黏稠痰液

呼吸顺畅

气流阻塞、呼吸困难

**哮喘发作时的气管表现**

　　这里提到的"炎症"绝非平时所说的"炎症"。这是长期广泛存在于患儿家长中的一个误区，以至于很多哮喘患儿的家长一听到医生说自己的孩子得的是气道炎症性疾病，就坚持认为不用抗生素甚至不输液是好不了的。事实上，哮喘的"炎症"是一种过敏性炎症，主要是I型变态反应的结果，这与细菌感染引起的"发炎"是完全不同的两个概念，治疗方法也相去甚远。存在感染时当然需要使用抗生素，而哮喘只有通过吸入皮质激素，才能有效改善其气道过敏性炎症反应，从而达到缓解哮喘发作的目的。

**小苹果问　孩子有过喘息发作就一定会得哮喘吗？孩子出现哪些情况应怀疑存在哮喘可能？**

专家回答：并非所有的喘息都是哮喘，病毒感染、先天结构发育异常及异物吸入等多种病因均可引起孩子喘息。当你对自己的孩子是否患有哮喘存在疑问，但又不敢十分确定时，建议您对下列问题进行回答，如果答案为"是"的占大多数，则应该及时带孩子到医院的儿科呼吸专科就诊。

（1）您的孩子在过去的几年中是否有超过3次的喘息发作？

（2）您的孩子是否经常反复感冒，且通常"累及胸部"，或者感冒超过10天尚不能康复？

（3）您的孩子是否经常在夜间或晨起时受咳嗽的困扰？

（4）您的孩子是否在过量运动或情绪异常变化后出现喘息或剧烈咳嗽？

（5）您的孩子是否在接触空气中的变应原、污染物或者在吸入冷空气、进食冷饮之后出现喘息、咳嗽、胸闷不适等症状？

（6）您的孩子是否存在其他过敏性疾病如湿疹、过敏性鼻炎（表现为频繁打喷嚏、流涕、鼻塞、鼻痒）、过敏性结膜炎（表现为反复揉眼）？

（7）您以及您的家庭成员中是否存在哮喘患者或其他过敏性疾病患者？

**小苹果问　为什么有的孩子并没有喘息发作，医生却说他得了哮喘？**

专家回答：有不少患有哮喘的孩子在确诊前表现为反复咳嗽达数月甚至更久，抗生素、止咳、化痰的药都用上了，看似有些好转，可就是不见咳嗽断根，拍了片子也没有明显肺部感染。家长为此异常烦恼，当被告之孩子已经患上哮喘时，一些家长疑惑不解，我的孩子明明没有喘过，为什么就得哮喘了呢？

其实，并不是所有的哮喘患儿都会喘。近年来学者们发现某些哮喘患儿仅表现为咳嗽，不伴喘息，痰极少，没有呼吸道感染证据；若进行相关检查，结果显示其气道反应性明显增高，因而才认识到这种咳嗽实质上是一种不典型的哮喘表现，但常被误诊为"伤风感冒"和"支气管炎"，常用的化痰止咳药和多种抗生素的治疗难以奏效，而经使用支气管舒张剂，辅用吸入皮质激素后咳嗽消失。这种表现为咳嗽的哮喘被称为咳嗽变异性哮喘。这是一种特殊类型的哮喘，咳嗽是其唯一或主要临床表现，无明显喘息、气促等症状或体征，但有气道高反应性。患儿多有刺激性干咳，通常咳嗽较剧烈，夜间咳嗽为其重要特征。感冒、冷空气、灰尘、油烟等容易诱发或加重咳嗽。常规抗感冒、抗感染治疗无效，支气管舒张剂治疗可有效缓解咳嗽症状，此点可作为诊断的依据。咳嗽变异性哮喘治疗原则与普通哮喘治疗相同，疗程不少于6～8周。因此，家长要提防孩子没有喘息发作的哮喘。

**小苹果 问**

**孩子得了哮喘，如果暂时不进行正规治疗，有可能在青春期发育时"自然痊愈"吗？**

**专家回答：**很多家长都存在这样一种侥幸的心理，认为孩子还小，先不要正规治疗，说不定哮喘可以在其青春期发育时自然痊愈。确实，哮喘的发病率随年龄的增长而减少，但不能认为哮喘能够自然痊愈而放弃合理正规的治疗。事实上，发病的减少与合理治疗密切相关，许多慢性哮喘患者，正是由于儿童时期反复发作，没有得到及时有效的控制，拖延到了成年，产生合并症，造成治疗上的困难，以至于成为终生顽疾。

专家：李京阳

## 雾霾天气与儿童健康

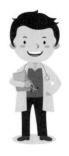

**✚ 医诗说**

霾把天来布，不分晨与暮。

口罩连成龙，身居在雾都。

小儿尤用心，莫行当重污。

日间多饮水，过敏勿外出。

空气污染是当下人们非常关注的话题，尤其是雾霾和儿童健康的关系，有些家长因为看了一些报道，感到无比恐慌，而有些家长则认为雾霾根本就没有那么可怕，不需要特别在意。那么，到底雾霾天气对儿童健康有哪些影响？家长应该怎么做才能保护孩子呢？

## 雾霾天气与儿童健康Q&A

### PM2.5是不是就是雾霾的原因？

**专家回答：**在讲述儿童健康和雾霾的关系之前，我们首先要知道什么是雾霾。遗憾的是，目前我国没有关于大气污染的详尽标准，本节内容是基于美国环保局和世界卫生组织的指南的相关内容编写的。

时下被广泛提及的PM指数并不是全部的污染指数，它的英文名字是Particulate matter

（细小颗粒物）。依据美国环保局和世界卫生组织的指南，它只是大气污染评估里面的6个要素之一，其他的5个要素分别是一氧化碳（Carbon monoxide）、铅（Lead）、二氧化氮（Nitrogen dioxide）、臭氧（Ozone）和二氧化硫（Sulfur dioxide）。这里的每一项都和我们孩子的健康息息相关。

那么，为什么大家都只关注PM2.5呢？当然有其道理，首先细小颗粒物是由酸（如硝酸盐和硫酸盐）、有机化学品、金属和土壤或粉尘构成的。根据国外科学家大样本的临床观察和研究，直径在2.5微米~10微米的细小颗粒物（PM2.5~PM10），可以通过正常的呼吸进入人体肺的深部，甚至进入血液，而这些颗粒物一旦进入血液，就会给我们的心脏和肺带来致命的伤害，尤其是那些化学品和金属，对于尚在发育过程中的孩子，伤害是长久的。

## 为什么总说雾霾对孩子的伤害比大人厉害？

专家回答：这个问题其实是很多家长关心的，究竟雾霾是不是伤害孩子多一些呢？答案是肯定的，和成人比较原因如下。

（1）儿童的身高相对矮，更容易接近汽车的尾气和地面的扬尘，暴露的机会远远多于成人。

（2）儿童的呼吸频率和心率较快，相比成人会吸入更多的PM2.5。

（3）儿童的体表面积和体重之比要大于成人，吸入PM2.5后单位内的有毒物会高于成人。

（4）儿童的自身免疫力相对于成人比较低，往往不能及时清除体内的有毒物质。

## 暴露在雾霾天气里，多长时间就会对孩子产生不良影响？

专家回答：原则上来讲，尽量不要让孩子暴露在雾霾之下，哪怕是1分钟，都可能会对孩子造成伤害。在一本著名国际期刊上发表的研究表明，暴露在雾霾天气下超过30分钟，PM2.5进入血液的比例将升高30%；如果是30~60分钟，比例将升高50%；但如果超过

60分钟，这一比例不会再显著升高。也就是说，短时间的暴露（小于1小时）和长时间暴露的伤害基本是一样的，相信那些心存侥幸的家长一定吃惊于这个结果。

小苹果问

### 究竟什么样的天气和污染需要戴口罩外出？

专家回答：相信家长们一定看过很多有关口罩的介绍，在这里就不再讲口罩的选择了，但究竟什么样的天气需要戴口罩尤其是防范PM2.5的口罩呢？相信绝大部分孩子，尤其是幼儿，都会拒绝戴口罩，这样会让他们失去安全感，而且长时间戴高过滤口罩会影响孩子的正常呼吸，国外甚至有诱发孩子哮喘的病例，所以家长一定要知道口罩在什么情况下才需要。

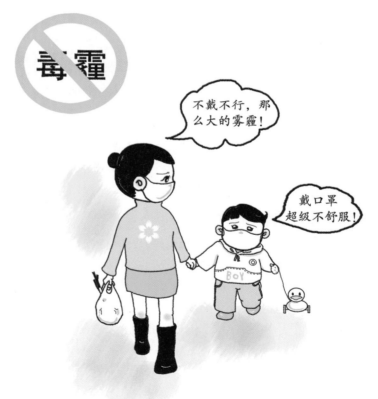

雾霾天外出应戴口罩

（1）在重污染的天气（PM2.5>200），只要离开室内，即使是在出家门进汽车的短暂时间内也要戴口罩。

（2）不是优良的天气（PM2.5>100），不要做任何户外活动，例如骑车、行走、慢跑、课间操等。

（3）对于有哮喘病史的儿童，PM2.5>50的空气质量下长时间外出，就要考虑戴口罩了。

## 孩子被迫在雾霾天外出，除了戴口罩以外，还能做些什么防护？

**专家回答：**很多时候，家长会因为各种原因不得已要带孩子外出，除了戴口罩以外，还可以通过以下方式减少对孩子的伤害。

（1）重度污染的天气，外出除了戴口罩，还要尽量减少皮肤和外界的接触。我们前面提到过，引起污染的因素有很多，有些有毒物质会对皮肤造成伤害，甚至会引起全身的反应。

（2）外出和结束户外活动以后，尽量多饮水，这样可以加快PM2.5的代谢，通过尿液排出体外。

（3）结束外出活动以后，回到室内，可以用清水清洗鼻腔和口腔，虽然不能洗出PM2.5，但是一些大的颗粒还是可以被清洗出来的。

（4）有哮喘或者严重过敏的孩子，雾霾天外出还要带急救的药物，例如万托林、抗过敏药等，以避免意外发生之后不能第一时间处理。

## 一到雾霾天，孩子就开始咳嗽，用不用吃抗生素来预防？有没有其他办法缓解咳嗽？

**专家回答：**现在很多孩子一到雾霾天，即使不出门，也会出现咳嗽，通常是干咳，尤其是刚刚感冒之后，很多家长会选择给孩子吃抗生素，因为他们相信，孩子是感染了什么病菌，抗生素治疗是万能的。

其实，造成孩子咳嗽的原因，不是气管或者肺内的感染，而是细小颗粒的刺激，尤其是化学颗粒的刺激，使得孩子的气道痉挛，诱发了咳嗽反射。通常这样的刺激性咳嗽不会超过2~3天，而且是不伴有发热的。如果干咳的时间超过2周，就要考虑变异性哮喘的可能了。但是，不论上述哪种情况，抗生素都不会有任何作用。

雾化吸入会对上述情况的孩子有明显的帮助。国外某知名杂志统计，90%以上的孩子会对雾化吸入有积极的反应，具体就是咳嗽缓解、气道舒适度改善。家长可以考虑在家中常备一台雾化机，记住在挑选的时候，要选择适合儿童大小的机型。

请记住，雾霾对我们的孩子有很多伤害，但只要防护到位，会很大程度地降低这种伤害，没有必要过度恐慌。

专家：陈秦生

## 不是所有的打喷嚏、流鼻涕都是"感冒"

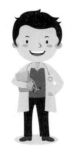

**医诗说**

> 喷嚏鼻涕流，便是感冒生？
> 此乃误读君可知，病因须辨清。
> 春暖花开好，鼻炎或过敏。
> 缘病而治方良效，莫当等闲听。

有时候孩子出现打喷嚏、流鼻涕，家长就"肯定地"认为孩子是"感冒"了，并且在家自行给小朋友服用"感冒药物"，这样做对吗？

# 识别感冒Q&A

小苹果问

## 我们怎么识别普通感冒？

**专家回答：** 上呼吸道感染简称上感，又称普通感冒，主要由病毒感染引起（70%～80%），如鼻病毒等，另有少部分（20%～30%）是由细菌感染引起的。各种导致全身或呼吸道局部防御功能降低的原因如受凉、淋雨、气候突变、过度疲劳等，都可使原已存在于上呼吸道的或从外界侵入的病毒或细菌迅速繁殖而发病，而群居环境（如幼儿园、游乐园等）、不良的卫生习惯也是感冒易发的因素。

普通感染起病较急，潜伏期1～3天，主要表现为鼻部症状如打喷嚏、鼻塞、流清水样鼻涕，也可表现为咳嗽、咽干、咽痒或灼热感。2～3天后鼻涕变稠，常伴咽痛、流泪、味觉减退、呼吸不畅、声嘶等。普通感冒一般无发热及全身症状，或仅有低热、不适、轻度畏寒、头痛。

小苹果问

## 普通感冒主要与什么疾病鉴别？

**专家回答：** 普通感冒主要与过敏性鼻炎鉴别。过敏性鼻炎即变应性鼻炎，是指特应性个体接触变应原后，主要由IgE介导的介质（主要是组胺）释放，并有多种免疫活性细胞和细胞因子等参与的鼻黏膜非感染性炎性疾病。其典型症状是阵发性喷嚏、流清水样鼻涕、鼻塞和鼻痒，部分患儿可伴有眼睛痒、结膜充血、流眼泪、揉眼睛等过敏性结膜炎的眼部症状。特异性体质的儿童是指婴幼儿期有湿疹史或有过敏性鼻炎、支气管哮喘等家族史的儿童。变应原包括灰尘、螨虫、花粉等。这些变应原在春暖花开的季节多见，很多患儿因此出现反复打喷嚏、流涕等所谓"感冒"症状。对于特异性体质的儿童可以通过皮肤点刺试验或抽血检测的方式协助明确部分过敏原，从而指导生活中规避变应原。对花粉过敏的小朋友，在春暖花开的季节尽量减少室外活动；对居室环境内灰尘、螨虫过敏的孩子，家长要为其创造清洁的居室环境，包括勤换床单、被罩，减少地毯等的使用。

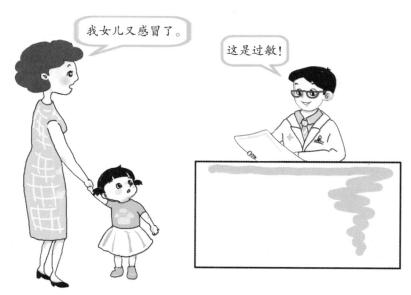

宝宝打喷嚏、流鼻涕可能是过敏引起的

普通感冒则是由感染引起，所以减少拥挤环境的接触（少到人多的地方）、避免接触感冒病人及教育小朋友养成勤洗手等良好的卫生习惯是主要的预防措施。

## 普通感冒和过敏性鼻炎如何治疗？

专家回答：对于病毒感染引起的普通感冒，没有特效抗病毒药物，打喷嚏、流涕症状明显时可给予一些针对鼻腔的减充血剂对症治疗。

过敏性鼻炎的治疗则需要给予抗过敏药物，包括抗组胺类药物、白三烯受体拮抗剂等。对于致敏原明确的患儿，如花粉或尘螨过敏，目前也可以进行特异性的脱敏治疗而达到长期控制的治疗目的。

总之，我们应该正确识别症状背后的"元凶"，避免过度甚至错误用药。

专家：陈兰勤

# 咳！咳！咳！不等于反复"呼吸道感染"

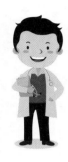

**✚ 医诗说**

> 咳！咳！咳！呼吸感染吗？
> 病因或过敏，反复就医核。

有一些孩子会有反复咳嗽的症状，尤其是在季节转换或刚入幼儿园初期。大多数家长会把咳嗽等同于呼吸道感染，或者说将反复咳嗽认为是反复呼吸道感染。要知道，引起反复咳嗽的原因不仅仅有呼吸道感染，可能还存在其他因素，比如过敏。

## 反复咳嗽Q&A

**咳嗽和呼吸道感染的关系是什么？是不是咳嗽一定是呼吸道感染？**

专家回答：咳嗽是呼吸道的一种防御机制，可清除呼吸道的分泌物，所以咳嗽尤其是婴幼儿伴有痰的咳嗽，慎用镇咳药。咳嗽感受器分布于咽喉部、气管及主支气管和胸膜，耳和鼻部也有分布，这些部位的病变均可引起咳嗽。引起咳嗽最常见的原因是呼吸道炎症，包括感染性和过敏性。因此，呼吸道感染可引起咳嗽，但咳嗽不一定为呼吸道感染。

## 什么是反复呼吸道感染？

专家回答：孩子在生长发育过程出现感冒发热在所难免，但如果1年内呼吸道感染的频率超过一定的次数，即称为反复呼吸道感染，标准为：0～2岁，上呼吸道感染次数≥7次，气管支气管炎次数≥3次，肺炎次数≥2次；3～5岁，上呼吸道感染次数≥6次，气管支气管炎或者肺炎次数≥2次；6～14岁，上呼吸道感染次数≥5次，气管支气管炎或者肺炎次数≥2次。急性鼻炎、急性咽喉炎和急性扁桃体炎为上呼吸道感染；气管支气管炎和肺炎为下呼吸道感染。

## 什么情况下孩子容易出现反复呼吸道感染？家长采取什么措施可减少孩子的呼吸道感染发生率？

专家回答：反复上呼吸道感染主要见于婴幼儿和学龄前儿童，多与护理不当、入幼儿园初始阶段、缺乏锻炼、环境污染、被动吸烟、微量元素缺乏等有关，部分与鼻咽部的慢性病灶有关，如鼻炎、鼻窦炎、扁桃体和腺样体肥大等。上呼吸道感染多为病毒感染，病毒感染原则上不宜应用抗生素。为减少孩子上呼吸道感染次数，家长应采取正确的家庭护理措施：保持房间通风及房间适度的温度和湿度，避免孩子被动吸烟，让孩子均衡摄入营养、加强锻炼，养成孩子良好的卫生习惯，防止交叉感染。若有鼻咽部的慢性病灶，必要时须到五官科就诊，采取相应的处理。

反复气管支气管炎，多为上呼吸道感染处理不当，病情向下蔓延所致，多数为病原微生物感染引起，少数与免疫功能低下和气道发育畸形有关。反复肺炎多数合并基础疾病，如免疫功能缺陷、气道畸形、先天性心脏病等。若孩子出现反复气管支气管炎，尤其是反复肺炎，需及时到医院就诊，明确是否存在气道畸形或者免疫功能缺陷等情况，并进行相应的处理。

**除了反复呼吸道感染，其他常见的引起反复咳嗽的原因有哪些？**

专家回答：最常见的为咳嗽变异性哮喘，也就是俗称的"过敏性咳嗽"，为一种特殊类型的哮喘，为气道过敏性炎症导致的反复咳嗽，常在吸入冷空气、接触过敏原如花粉和尘螨、运动或者上呼吸道感染后诱发，表现为夜间或运动后咳嗽加重。若孩子经常夜间或者运动后咳嗽，要警惕咳嗽变异性哮喘的可能，须到儿童呼吸专科就诊，必要时做过敏原检测。此外，慢性鼻炎（如反复流鼻涕、打喷嚏、鼻痒或鼻塞）或者慢性鼻窦炎（如流黄脓鼻涕伴或者不伴有头痛）也会导致反复咳嗽，为鼻腔

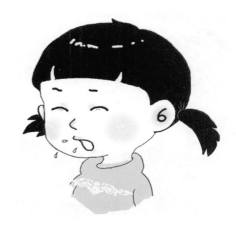

警惕宝宝反复咳嗽

分泌物倒流至咽喉部甚至气管引起的咳嗽，表现为晨起后或者睡前等体位变化时咳嗽较重，此种咳嗽处理主要是针对鼻炎和鼻窦炎的治疗。

总之，儿童尤其是婴幼儿会经常出现呼吸道感染，表现为反复咳嗽，若孩子每年呼吸道感染过于频繁，超过一定次数，需警惕反复呼吸道感染的可能。若孩子有反复咳嗽，需结合孩子咳嗽的性质以及咳嗽出现的时间等判断反复咳嗽的原因，以便针对治疗，防止滥用药、错用药。

专家：刘全华

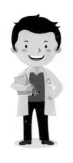

# 久咳不愈，多为慢性咳嗽

✚ **医诗说**

> 慢性咳嗽让人愁，医院拍片莫担忧。
>
> 感染咳嗽可自愈，炎症不退需药收。

儿科患者中慢性咳嗽是一种常见的症状，但目前对于这类患者疾病类型的诊断和治疗效果并无详细的文献报道。很多患儿家长也总是问：怎么我家孩子咳嗽时好时坏，很长时间了，总是不能彻底治愈？

## 慢性咳嗽Q&A

### 咳嗽多久属于慢性咳嗽？

专家回答：咳嗽病程超过4周，且咳嗽为主要或唯一的临床表现，胸部X线片未见明显异常者，属于慢性咳嗽。儿童慢性咳嗽的定义与成人不同（成人病程超过8周定义为慢性咳嗽），引起的病因与成人也不尽相同，且随不同年龄段而有所变化。

### 慢性咳嗽的原因有哪些？

专家回答：儿童慢性咳嗽的常见原因有咳嗽变异性哮喘、上气道咳嗽综合征、（呼吸道）感染后咳嗽以及胃食管反流性咳嗽和心因性咳嗽等，这些在《中国儿童慢性咳嗽诊断与治疗指南（2013年）》中都有详尽描述。只要病因明确，治疗相对简单，并且可以彻底治愈。

**孩子咳嗽时间长，带孩子去医院就诊，医生总让拍胸片，我们担心有辐射，可以不拍吗?**

专家回答：对于慢性咳嗽的患儿来说，胸部X线检查是十分必要的，关于家长担心的辐射，中国科技馆里有这方面的介绍：我们日常生活每年受到的天然本底辐射约2.4毫西弗，而做一次X光胸透约有0.1毫西弗，其实现在的胸片比以前的胸透辐射更低，仅为0.023毫西弗/次。根据国际放射防护委员会制定的标准，辐射总危险度为0.0165／1000毫西弗。我国标准是每人每年受到的辐射量应小于2.7毫西弗。事实上人体如果短期受到100毫西弗的辐射，并不会造成影响。由此可见，胸片的辐射剂量很小，基本可以忽略不计。

**慢性咳嗽可以吃抗生素吗?**

专家回答：这要根据病因来定，若确诊为咳嗽变异性哮喘，则不需服用抗生素，若是上气道咳嗽综合征尤其是鼻窦炎则需足疗程应用抗生素，而感染后咳嗽则会慢慢自愈（总病程不会超过8周）。还有很多湿性咳嗽（有痰）明显是迁延性细菌性支气管炎所致，炎症控制不彻底，建议抽血化验并足量、足疗程应用抗生素。

专家：李杏坤

与免疫功能
密切相关

第**3**章

# 宝宝胃肠道疾病

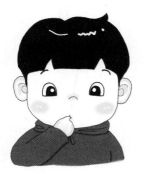

　　经常给宝宝做腹部按摩、捏脊，可以促进肠道蠕动，帮助食物消化吸收，缓解积食。

# 宝宝肠健康，才能常成长

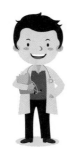

✚ 医诗说

人身健否看肠道，免疫排毒风向标。
合理饮食慎用药，运动锻炼起睡早。

有人说，肠道是人体的"健康中心"，因为人体70%的免疫功能配置在肠道，肠道是人体最大的免疫排毒器官。肠道好不好，是人体健康与否的风向标，小宝宝也不例外。

宝宝年幼，他们的免疫系统还不成熟，如果对肠道不加注意和保护，很容易被细菌侵袭，出现便秘、腹泻、发热等症状。当宝宝免疫力下降后，还可能会出现流鼻涕、咳嗽、流泪、大便带血等症状，引起过敏性鼻炎、哮喘、过敏性结膜炎、过敏性肠炎等疾病。宝宝只有"肠健康"，才能正常成长。

## 宝宝肠道健康Q&A

### 家长如何判断宝宝的肠道是否健康？

专家回答：家长定期带宝宝去医疗机构作检查是比较好的方式，但毕竟不可能一直去，所以日常生活的观察也非常重要。

宝宝肠道健康的表现如下。

（1）大便通畅、有规律，软硬度和形状较好。

（2）胃口好，吃得下，消化吸收能力强。

（3）很少感冒发热，不烦躁。

（4）睡眠充足，有精神。

宝宝肠道不健康的表现如下。

（1）大便无规律，有时一天拉很多次，有时几天才拉一次。

（2）便干结，形状稀烂，有腹泻、腹胀等现象，放屁很臭。

（3）眼睛分泌物明显增多。

（4）皮肤出现红疹，焦躁易怒。

## 如何保持宝宝肠道健康？

**专家回答：**宝宝肠道健康=合理饮食+作息规律+不滥用抗生素+加强运动。

### ◆ 合理饮食

宝宝进食过少，体内水分不足，就可能会便秘。较大的幼儿，若少吃富含纤维的食物，常吃煎炸食物，也会较容易便秘。所以，针对不同年龄阶段的婴幼儿，改善便秘的饮食方法也有所不同。4个月以上的宝宝，可每天额外添加两次水分；母乳喂养的宝宝，在吮吸时会摄入细菌，这些细菌会成为肠道正常菌群，有助于建立宝宝健康肠道；没有母乳喂养的宝宝，配方奶粉则是最佳选择，建议选用营养价值比较高、有助于宝宝肠道健康且接近母乳的配方奶粉。

### ◆ 作息规律

睡眠期间是胃肠道及其有关脏器合成并制造人体能量物质以供活动使用的好时机。充足的睡眠有助于宝宝成长，建议每天要给予至少9~10小时的睡眠，加上每天规律的作息时间，便能进一步加强宝宝自身肠道的抵抗力，抵御外界细菌对肠道的侵害。

### ◆ 不滥用抗生素

抗生素的使用需要有针对性，细菌感染时抗生素有效，但病毒感染引起的咳嗽、发热，抗生素基本无效，甚至因为破坏了肠道正常菌群，造成宝宝免疫力下降，病情加重。

宝宝服用抗生素后的2小时，可以适当服用益生菌，帮助肠道恢复免疫力。

◆**加强运动**

生命在于运动，适当的运动也能增强宝宝肠道抵抗力，从而增强宝宝的身体免疫力。但是，非常年幼的宝宝自己还做不了什么运动，这时需要妈妈做些辅助运动，比如在宝宝进餐前用捂热的手心按顺时针方向按摩宝宝的肚脐四周，这样的运动每次3~5分钟，1天坚持2次，1周下来宝宝的肠道情况就会得到很好的改善。

专家：佘金丹

## 宝宝积食不要急，中医专家来帮你

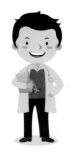

**✚ 医诗说**

宝宝贪嘴积食生，肚子胀来大便干。
乳贵有时食贵节，按摩捏脊拨肠弦。

如今食物种类丰富多样，宝宝自我控制的能力较差，见到自己喜欢吃的东西就会停不住口，而婴幼儿本来消化功能就比较弱，超过了脾胃的运化能力，就容易发生积食。积食是中医的一个病症，那么中医建议怎么应对宝宝积食呢？

# 宝宝积食Q&A

小苹果问

## 宝宝积食的症状有哪些？家长在日常生活中怎样避免宝宝积食？

**专家回答：**怎样知道宝宝积食了？积食宝宝对食物不感兴趣，不爱吃饭，甚至厌恶吃饭，经常肚子胀、肚子痛、大便干，睡觉喜欢趴着，容易出汗，口中有异味，手心热，舌苔厚。

怎样避免宝宝积食？中医强调"乳贵有时，食贵有节"，首先要帮助宝宝养成良好的饮食习惯，不要让小宝宝随便吃零食，当宝宝拒绝吃饭时千万不要强迫他吃，不要勉强宝宝吃不想吃的东西，宝宝喜欢吃的东西要节制，还要尽量避免吃商品化的快餐食物。家长要经常给宝宝做做推拿，对帮助消化很有作用，可以每天给宝宝揉一揉肚子，捏捏脊，揉一揉中脘穴、天枢穴、脾经、大肠等穴位。

小苹果问

## 如果宝宝有积食症状，家长该如何处理？

**专家回答：**脾胃虚弱引起的积食主要表现为厌食或者拒食，如果强迫进食会出现恶心、呕吐、腹部胀满、大便多不成形，或者大便中夹有不消化食物，面色黄暗没有光泽，精神活力不足，身体消瘦。中药可以用健脾益气类中药，如党参、白术、茯苓、薏苡仁、砂仁、焦三仙、陈皮等。

胃阴不足引起的积食主要表现为食欲不振、食少饮多、每食必饮、大便干燥、性格急躁易发脾气、皮肤干燥、消瘦、手足心热、舌红无苔或地图舌。中药可以用滋阴养胃类中药，如生地、沙参、麦冬、玉竹、石斛、白芍、天花粉、乌梅、火麻仁等。

肝火亢盛引起的积食主要表现为对一切食物都不感兴趣、性情急躁、易怒易哭、多动不安，时常腹痛或腹胀，睡觉时经常咬齿磨牙。中药可以用疏肝降火类中药，如钩藤、白术、枳壳、白芍、茯苓、荷叶、莲子心等。

捏脊有调理脾胃、疏通经络的功效，不仅能预防小儿积食，对治疗小儿积食也有很好的效果。家长可以让宝宝俯卧在床上，用你的双手拇指、食指和中指合作，将宝宝脊柱两旁的肌肉和皮肤捏起，自尾椎两旁双手交替向前推动，至大椎两旁，算作捏脊一遍，用这种方法连续捏脊3~5次，然后用手指将肌肉提起，捏完后再以双手拇指在宝宝的背部脊柱两旁做一做按摩。

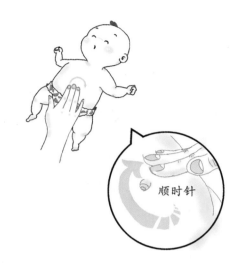

给宝宝做腹部按摩

帮助宝宝做腹部按摩也可以促进肠道蠕动。让宝宝躺在床上，家长可以一边给宝宝讲故事或者唱歌，让宝宝充分放松，一边将右手四指并拢，在宝宝的脐周围按顺时针方向轻轻推揉按摩，每次最好做15~20分钟，每天晚上做1次。

专家：石效平

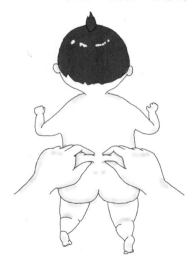

给宝宝捏脊

## 宝宝便秘那些事儿

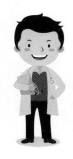

**➕ 医诗说**

> 奶水过稠引便秘，饮食无矩乱肠蠕。
>
> 吃喝拉撒均注意，活性益生纤维素。

便秘引起的不适常常令宝宝痛苦难言且哭闹不安，家长该如何有效防止和治疗宝宝的便秘呢？

# 宝宝便秘Q&A

**哪些宝宝容易得便秘？**

专家回答：造成宝宝便秘的原因有很多，其中最常见的是食物成分不适宜，比如喂养的食物加工过细、过精，导致食物残渣少，容易造成便秘。不过食物加工过粗会引起消化不良，导致腹泻。所以，选择加工适当的食物给宝宝吃很重要。其次，母乳喂养的宝宝发生便秘的概率较低，那是因为母乳中除了营养素以外，还含有水溶性纤维素——低聚糖。低聚糖在大肠中降解，增加了粪便的水分，预防了便秘。相反，配方奶粉喂养的宝宝出现便秘，与以下3方面有关。

（1）奶粉兑水相对过稠。

（2）配方奶中添加了宝宝生长发育所需要的钙、维生素D等营养元素，如果家长还额外补充的话，就很容易造成某些不能被吸收的钙质形成钙皂，容易引起便秘。

（3）牛奶蛋白不耐受。

另外，宝宝饮食时多时少，一日三餐的规律被打乱，肠道蠕动不规律，也易发生便秘。宝宝未养成良好的排便习惯，不能形成排便的条件反射，终致肠肌松弛形成便秘。

## 如果宝宝便秘了，家长如何去面对？

专家回答：预防宝宝便秘，家长要在平时下工夫，帮助宝宝在饮食和排便上养成良好的习惯。在解决宝宝便秘问题时，我们可以采取对因治疗和对症治疗。

### ◆ 对因治疗

家长应考虑宝宝的便秘是否与饮食、排便方式、发育相关，可以在家中适当调整，此时可以使用开塞露加益生菌、益生元都会取得良好效果。益生菌、益生元使用时间至少2周，然后逐渐延长使用的间隔时间，同时调整饮食结构，增加纤维素摄入量，顺时针按摩宝宝肚脐周围5~10分钟，一天2次，促使宝宝养成良好的排便规律（定时刺激排便）。

如果是配方奶喂养的宝宝，可以试试以下方法调配奶粉。

（1）注意配方奶粉调兑方式，先加水后添奶粉，且粉和水的比例要与奶罐说明相符，切忌奶粉多水少。

（2）添加活性益生菌，比如乳酸杆菌和乳酸双歧杆菌等。

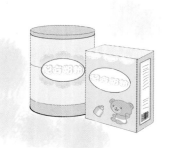

（3）多吃含纤维素多的食物或服用乳果糖口服液、小麦纤维素制剂等。

（4）更换其他配方奶。

### ◆ 对症治疗

如果饮食调整、添加益生菌或益生元等方法依然不能缓解或者纠正便秘症状，应该考虑可能与食物过敏、肛门狭窄等有关，这时就要向医生咨询情况。

如果大便有鲜血黏液，说明小肠或直肠受损，此时一般大便性状也偏稀。这不属于传统意义上的肠炎，首先应该考虑食物过敏，特别是牛奶蛋白过敏。抗生素不能解决这种问题，应该在医生指导下，根据过敏原因考虑更换深度水解或氨基酸配方奶粉，还要回顾进食历史，停止进食可能致敏的食物。

专家：张　娟

# 宝宝患急性胃肠炎怎么办

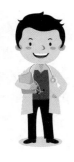

**医诗说**

> 腹泻呕吐胃肠炎，来势汹汹稀水便。
> 及时止泻米粥养，少吃生食好预防。

宝宝若经常腹泻、呕吐，会在一定程度上影响生长发育。2014年欧洲儿童急性胃肠炎诊治指南提出，小儿急性胃肠炎通常指粪便稠度下降（呈松散状或液态）和（或）排便次数增加（一般24小时内排便次数≥3次），伴有或不伴有发热或呕吐症状。粪便性状的改变比排便次数的增加更能反映腹泻。欧洲3岁以下儿童平均每人每年发生腹泻的次数约为0.5~2次。急性胃肠炎是导致婴幼儿住院的主要因素之一。那么，面对宝宝急性胃肠炎，家长该如何处理呢？

# 小儿急性胃肠炎Q&A

### 宝宝急性胃肠炎的常见病因有哪些？

专家回答：宝宝急性胃肠炎的主要病因为感染，病毒感染最常见，如轮状病毒、诺如病毒。在轮状病毒疫苗普及率高的地方，诺如病毒成为儿童急性胃肠炎的首要元凶；也可见于细菌感染，如大肠杆菌、弯曲杆菌属或沙门氏菌；少数可见于寄生虫感染。此外，饮食不当（生冷食品）或某些对胃肠黏膜有刺激性的药物也可诱发急性胃肠炎。

### 宝宝急性胃肠炎发病有季节性吗？冬季常见的病因有哪些？

专家回答：秋冬季和夏季是胃肠炎高发季节。秋冬季的小儿急性胃肠炎多为轮状病毒感染；诺如病毒导致的急性胃肠炎全年均可发生，寒冷季节呈现高发；夏季是细菌性胃肠炎高发的季节。

### 宝宝急性胃肠炎的症状有哪些？

专家回答：宝宝患急性胃肠炎主要有恶心、呕吐、腹痛、腹泻等胃肠道症状，也可伴有头痛、发热、寒战等症状。大便可为稀水样、蛋花汤样、黏液便或黏液血便。患儿还可能出现食欲不振、哭闹烦躁、精神萎靡，尿少甚至脱水。

### 宝宝得了急性胃肠炎，家长该如何护理？

专家回答：宝宝呕吐后及时清理其呕吐物及衣物，可用消毒剂消毒，避免交叉感染，换干净、舒适衣物；可能被病原污染的食物应当丢掉；衣服、毛巾、桌布等物品沾染呕吐物或粪便时，应迅速高温清洗。

## 宝宝得了急性胃肠炎，治疗原则有哪些？

专家回答：宝宝急性胃肠炎的治疗原则包括补液治疗、药物治疗和营养管理。补液推荐口服补液盐Ⅲ，为低渗型口服补液盐，可减少呕吐及腹泻次数，缩短腹泻病程。药物治疗包括止吐、止泻、益生菌治疗，如多潘立酮混悬液餐前半小时口服、思密达（十六角蒙脱石）口服止泻。益生菌推荐含鼠李糖杆菌和布拉氏酵母菌。细菌或寄生虫感染所致胃肠炎还需抗感染治疗。病毒性胃肠炎无须抗病毒治疗。

营养管理主要包括：母乳喂养应贯穿整个补液治疗中，在初始补液4~6小时的治疗期间或者结束之后尽早恢复喂养，可采取少食多餐的方法，喝些米粥、米汤等容易消化的食物。一般来说，不需要使用稀释的配方奶或者改良配方奶。

病毒性感染一般为自限性，对症治疗均可恢复。只有宝宝出现严重脱水、嗜睡或抽搐、顽固性或胆汁性呕吐、口服补液治疗失败才需住院观察治疗。

## 在日常生活中，家长应该如何避免宝宝得急性胃肠炎？

专家回答：研究发现，母乳喂养可减少婴幼儿发生急性胃肠炎的风险，因此最大限度保证母乳喂养可预防宝宝得急性胃肠炎。宝宝平时要喝开水，少吃生的、半生的食物，生吃瓜果要洗净，饭前便后要洗手，养成良好的卫生习惯。尤其当大人带宝宝到人员密集的游乐场所时，一定注意宝宝手的卫生。

专家：张　娟

## 宝宝腹痛要警惕：儿童阑尾炎不容小视

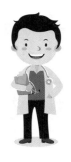

**✚ 医诗说**

> 急性腹痛疑阑尾，手术切除莫耽误。
> 术后下地渐活动，逐增饮食遵医嘱。

急性阑尾炎是小儿腹部外科中最常见的疾病，约占儿童外科急腹症总数的1/4，居儿童急腹症的首位。急性阑尾炎可能发生于小儿各年龄组，最常见的是6~12岁的学龄儿童。小儿阑尾炎的临床表现有别于成人，不同年龄组儿童有其各自的特点和规律，所以要区别对待。

## 儿童阑尾炎Q&A

### 儿童阑尾炎有哪些症状和表现？

**专家回答**：儿童阑尾炎典型症状是突发中上腹、脐周的疼痛，6~10小时后转至右下腹，多伴有恶心呕吐、低热、精神萎靡、食欲差、活动减少。患儿通常行走缓慢，身体前屈，惧怕震动，右下腹有固定性压痛及肌紧张。由于3岁以下小儿无主诉能力，故表现为烦躁不安、哭闹、原因不明的发热、呕吐、拒食、精神萎靡等。婴幼儿的腹痛表现为"颠簸痛"，即在轻拍或颠簸时疼痛更明显。（因患儿腹内有发炎的阑尾，因此越摇越闹、越拍越哭，这种异常的表现常为腹痛的线索。）

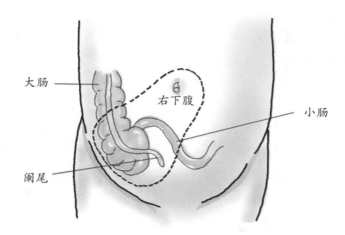

**阑尾位于腹部右下方，是一条细长而弯曲的盲管**

婴幼儿阑尾炎的恶心、呕吐、腹泻等胃肠道症状显著，且出现较早，甚至可能发生于腹痛之前，成为最初的症状，易被误诊为胃肠炎；而且婴幼儿在疾病早期全身反应就可能很重，出现高热、精神差、反应淡漠、嗜睡、拒食等症状；且婴幼儿患者病情进展快，可能在发病早期即形成阑尾脓肿，错过手术时机。

## 儿童阑尾炎发生的原因有哪些？

**专家回答：**儿童阑尾炎发生的原因主要有以下几方面。

### ◆阑尾腔梗阻

小儿阑尾呈细管状结构，阑尾腔相对较细，容易发生梗阻。粪便进入阑尾腔后水分被吸收，在阑尾蠕动和痉挛的压迫下形成干燥粪块，堵塞阑尾腔。因阑尾黏膜下有丰富的淋巴组织，当全身感染时，淋巴组织普遍发生增殖性肿胀，是导致阑尾梗阻的又一原因。另外，阑尾本身解剖结构呈狭窄、曲折、扭转等状态，也都是造成阑尾腔梗阻的原因。

### ◆细菌感染

第一，在阑尾黏膜破溃或损伤时肠道细菌侵入阑尾壁，引起急性炎症；第二，细菌经血液循环到达阑尾壁内，导致炎症发作；第三，阑尾炎症继发于周围脏器急性化脓性感染。

### ◆神经支配原因

当神经紧张、胃肠道功能活动发生障碍时，受神经支配的阑尾肌层和血管发生反射性痉挛，损害阑尾或加重已存在的阑尾腔的梗阻，引起急性阑尾炎。

以上3方面原因可以相互影响、相互作用。

**孩子出现阑尾炎症状或是确诊阑尾炎了，应该怎样治疗？家长应该怎么做？**

**专家回答：** 医生通过患儿症状及血常规、腹部B超等检查判断孩子患阑尾炎的可能。如果患儿的症状比较典型，被明确诊断为急性阑尾炎，医生通常的建议都是手术切除阑尾。若患儿还处在病程早期、症状不典型时，医生可能会先给予抗感染治疗，根据病情变化再决定进一步治疗方案。家长除了常规术后护理外，更应注意观察孩子的病情变化、病情进展。术后鼓励孩子早下地活动及遵照医嘱逐渐增加饮食。

**小儿阑尾炎必须手术吗？**

**专家回答：** 小儿阑尾炎穿孔率高，万一延误治疗，可能导致局限或弥漫性腹膜炎，特别是婴幼儿的阑尾壁薄，大网膜短，穿孔时间最短发生于腹痛后6小时。可怕的是，小儿阑尾继发腹膜炎会导致儿童全身中毒，甚至会危及生命。若采取保守治疗，如果以后阑尾炎反复发作，出现肠粘连、盆腔炎的概率就大，会给儿童的生长发育、学习生活造成不利影响。因此，医生会建议在孩子发病后72小时内接受阑尾切除术。

专家：包　楠

# 婴儿哭闹可能是肛周脓肿惹的祸

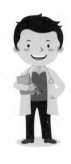

**✚ 医诗说**

宝宝哭闹无头绪，肛周脓肿或逞凶。
及时诊治防肛瘘，屁屁清爽不再痛。

有一种肛周疾病——肛周脓肿，常常会引起婴儿哭闹，却不易早期被家长发现。肛周脓肿如果未及时诊治可能引起较重感染，或者破溃形成肛瘘，迁延不愈，给宝宝和家长都带来痛苦。

## 婴儿肛周脓肿Q&A

### 什么是肛周脓肿？

专家回答：肛门周围脓肿，简称肛周脓肿，是指直肠肛管周围软组织内或其周围间隙发生的急性化脓性感染，并形成脓肿。肛瘘是指肛周脓肿自行破溃或手术切开后肛管或直肠与肛周皮肤相通的肉芽肿性管道。

## 小儿肛周脓肿的原因是什么？

**专家回答：** 小儿（尤其是新生儿及小于3个月的婴幼儿）肛周皮肤及直肠黏膜娇嫩，局部免疫功能发育不成熟，黏膜屏障功能不完善，易被干结的大便、局部浸渍的尿便或粗糙的尿布等因素损伤肛门隐窝和肛管皮肤，致病菌感染肛门腺甚至形成脓肿。少数肛周感染可因为外伤、直肠肛管炎性病变或药物注射不当继发感染引起。

## 肛周脓肿和肛瘘是一回事儿吗？

**专家回答：** 小儿肛瘘多数起自肛周脓肿，也可因肠道感染穿破肠壁或外伤引起。脓肿自行破溃或切开引流形成肛瘘的外口，位于肛周皮肤上。婴幼儿肛周脓肿大多数为皮下浅部脓肿。一般认为，肛周脓肿是肛管直肠周围炎症的急性期表现，而肛瘘则为其慢性表现。

## 肛周脓肿有什么症状？如何早期发现？

**专家回答：** 婴幼儿肛周脓肿多在出生后1~2个月发病，男婴多见，发病前常有腹泻或便秘史。患儿常因肛周脓肿而出现局部疼痛，表现为不明原因的哭闹不安，尤其在仰卧位或排便时更剧烈，有些患儿有拒乳、食欲减退、精神不振等症状，可伴发热。较大儿童可自诉肛门周围疼痛，行走或排便时加重，不愿坐下或用健侧臀部坐，喜欢健侧卧位并屈腿。

患儿肛周可见红肿、硬结甚至皮纹消失，红肿处皮肤温度高且触痛明显，开始时红肿区域较硬，后中央变软，出现波动感，病情进展迅速，2~3天局部体征明显，并可以出现发热等全身症状。一旦患儿出现以上症状，建议尽早到医院进一步检查以明确诊断、及时治疗。

建议家长每日在宝宝便后给宝宝清洗肛门时仔细观察肛门情况。宝宝出现排便时哭闹要想到此病可能，以免耽误病情。

## 小儿得了肛周脓肿一定会形成肛瘘吗？

专家回答：小儿特别是新生儿及小婴儿肛周脓肿自行破溃或切开排脓后，症状很快减轻，多数感染较浅的脓肿可以自愈，不形成肛瘘。有部分患儿会反复发作，不定期地自外口流出分泌物，形成肛瘘，或者肛瘘处引流不畅再次形成脓肿。

## 小儿肛瘘必须手术吗？

专家回答：小儿肛瘘，宜先行保守疗法，若无发热等全身症状，不需口服或静脉应用抗生素，可用温水或中药坐浴，然后用棉花或柔软的纱布轻轻擦干，局部用莫匹罗星软膏或鱼石脂软膏、四黄膏等中药消肿止痛软膏外涂即可。另外，要保持大便通畅和局部干燥清洁，尿布应柔软、透气性好、勤洗勤换。部分表浅的肛瘘可逐渐吸收或处于静息状态，无炎症表现，可暂不手术，做好护理即可。如果急性炎症期过后3~6个月形成慢性瘘管，局部反复红肿，间歇流脓时则需手术治疗。肛瘘手术需选择患儿年龄及身体条件合适时进行，新生儿及小婴儿肛门括约肌薄弱、瘘管尚未形成，仅做排脓即可，不宜行肛瘘手术。

## 如何预防肛周脓肿的发生？

专家回答：家长要尽量防止婴儿发生腹泻、便秘。母乳喂养能增强宝宝抵抗力，防止便秘。如果宝宝出现腹泻、便秘的情况，一定要护理好肛门，便后用温水清洗干净，保持肛门干爽清洁，尿渍也要及时洗净。家长要为宝宝选择柔软透气性好的尿布，且勤换洗。

专家：何颖华

防病胜于治病

第**4**章

宝宝传染性疾病

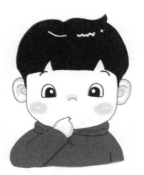

　　接种疫苗是很多传染性疾病的有效预防措施。从孩子出生开始，就应该按照我国的免疫规划及时让孩子接种疫苗。

# 如何让孩子远离手足口病

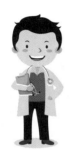

**✚ 医诗说**

> 预防手足口，注意勤洗手。
>
> 通风多喝水，衣被晒日头。
>
> 疫病盛行时，少去挤人流。
>
> 家里常干净，健康不用愁。

　　手足口病，让很多家长谈之色变，那些孩子口腔糜烂、皮疹疱疹、发热烦躁的可怕表现让家长不寒而栗。手足口病可怕吗？我们确实要重视手足口病，因为重症者会出现病毒性脑炎、病毒性脑脊髓膜炎、肺水肿、肺出血等临床症状，甚至导致死亡的案例也时有发生。

　　不过，手足口病其实也没那么可怕。因为手足口病并非是人类所未知的不可控制的变异病毒所引发，只要科学地做好预防工作，完全可以将它拒之门外，患重症的概率是很低的，且在医治过程中只要治疗得当，预后大多是很好的。

## 手足口病Q&A

　　手足口病的风闻十分可怕，能简单介绍一下手足口病吗？

　　**专家回答：**手足口病是由肠道病毒引起的传染病，多发生于婴幼儿，可引起手、足、口腔、臀部等部位的疱疹，口腔疱疹后期形成溃疡，部分患儿可有高热，个别患儿可发生心肌炎、肺水肿、脑膜炎等并发症甚至死亡。一般5岁以下的儿童患病概率最高，年龄越小越容易发生重症。

手足口病并非一种新的疾病，家长不必过分恐惧，如同流感也可能致死一样，重症及死亡概率很低，完全不必谈病色变。

## 手足口病是如何传播的？

专家回答：手足口病主要通过以下方式传播。

（1）通过人群间的密切接触传染。

（2）患儿在发病1~2周自咽部排出病毒，可通过空气飞沫传播。

（3）接触被患儿粪便污染的食品或物品而感染，包括毛巾、手帕、玩具、奶具等物品。粪便中排出病毒存活的时间较长，约3~5周。

（4）疱疹中含有大量病毒，破溃时病毒溢出，直接接触患儿唾液也可传播。

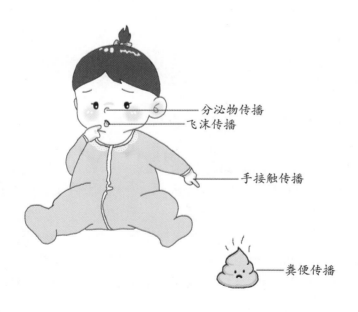

**手足口病有多种传播途径**

手足口病的传播特点决定了幼儿园和托儿所是最易发生集体感染的地方，家庭也可能发生聚集发病现象，因为孩子的手足口病也可能会传染给大人。只是大人的免疫力较强，症状轻，但仍会成为病毒的携带者。这点希望引起家长的重视。

## 如何预防手足口病？

**专家回答：** 俗话说"防病胜于治病"，预防手足口病主要有以下几个方面。

（1）养成良好的卫生习惯，饭前便后勤洗手，洗手时最好使用洗手液或肥皂，且应让皂液在手上停留一段时间再冲洗；不能让宝宝喝生水、吃生冷的食物。

（2）看护人员在接触宝宝前、替宝宝换尿布前、处理宝宝粪便后，均要及时洗手，避免感染和携带病毒。

（3）避免让宝宝接触手足口病的患儿。在手足口病流行期间，尽量少带宝宝去人流密集、空气流通较差的公共场所。

（4）保持家庭环境整洁卫生，卧室要经常通风换气，家里的被褥、衣服要勤洗勤换，并多晒太阳以起到杀菌的作用。

（5）增强宝宝个人体质，饮食得当，充分休息，锻炼身体。

## 如果孩子已经患病了，该怎么办？

**专家回答：** 如果宝宝年龄大于5岁且症状比较轻微，没有持续高热、精神萎靡、嗜睡、易惊、呼吸困难或者显得十分疲惫乏力等现象，一般家庭护理即可，无须送医救治。大多数患儿一般7天左右能逐渐恢复。让宝宝多吃一些清淡易消化的食物，多喝水，注意口腔护理；可口服清热清咽中药，当口腔疱疹变成溃疡时可用金茵肽喷口腔。皮疹多不用特殊用药。

如果宝宝小于5岁，出现手足口症状，建议及时就医，以免延误病情。患病后要隔离2周，在家中好好护理，清淡饮食，注意喝水水温不要过热。如果宝宝持续高热、精神差，热退后1~2周食欲、精神差仍无好转，要注意有无心肌损害可能，因为肠道病毒最易导致心肌损害。

**专家：鲁 靖**

## 得了麻疹莫恐慌

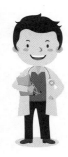

### ✚ 医诗说

小儿出过疹和痘，才算解了阎王扣。
三三得九防并发，半月疹退方可休。
麻疹传染疾如风，冬去春来两度忧。
开窗通风隔离治，疫苗接种记心头。

　　麻疹（measles）是由麻疹病毒引起的儿童最常见的急性呼吸道传染病之一。我国过去民间一直有"孩子出过疹和痘，才算解了阎王扣"的俗语，这里的痘指天花，疹就是指麻疹。使用疫苗特别是开展计划免疫后，全球及我国麻疹发病率急剧下降。

## 认识麻疹Q&A

### 麻疹的主要症状有哪些？

　　专家回答："三三得九"常常用来描述典型麻疹的临床过程，即发热3天、出疹3天、退疹3天。典型的麻疹首先表现为发热，体温达39℃～40℃，可伴有流涕、打喷嚏、咳嗽、流泪、畏光、眼结膜发红等症状。在发热3～4天后出现皮疹，为玫瑰色丘疹，自耳后、发际、前额、面、颈部开始，自上而下波及躯干和四肢、手掌足底。部分患儿颊黏膜上有麻疹黏膜斑（Koplik斑），是麻疹的典型表现。皮疹出齐后，依出疹顺序逐渐隐退，色变暗，有色素沉着及糠皮样脱屑，2～3周消退。疹退同时体温也下降到正常，病情自愈。

麻疹常见的并发症有肺炎、喉炎、中耳炎、脑炎，其中以肺炎常见。并发症是引起患儿死亡的主要原因，严重危害患儿的健康。

## 判断孩子是否得了麻疹需要做哪些检查？

专家回答：麻疹的确诊需要做以下辅助检查。

（1）血常规出疹期白细胞计数常降至（4～6）×10$^9$/L，以淋巴细胞为主。

（2）分泌物涂片检查多核巨细胞：鼻咽、眼分泌物及尿沉渣涂片，以瑞氏染色，显微镜下可见脱落的上皮多核巨细胞。在出疹前后1～2天即可呈阳性，比麻疹黏膜斑出现早，对早期诊断有帮助。

（3）病毒学检查：应用荧光标记特异抗体检测鼻黏膜印片或尿沉渣，可在上皮细胞或白细胞内找到麻疹抗原，阳性有诊断价值。早期从鼻咽部及眼分泌物、尿液、血液白细胞中分离到麻疹病毒可确定诊断。恢复期血清血凝抑制及补体结合抗体有4倍以上增高有助诊断。特异性IgM测定是目前用于麻疹早期诊断的最常用方法。

## 麻疹是如何传染的？

专家回答：麻疹患者是唯一的传染源，出疹前后5天均有传染性，病毒存在于眼结膜、鼻、口、咽和气管等分泌物中，通过打喷嚏、咳嗽和说话等由飞沫传播。本病传染性极强，易感者接触后90％以上均发病，5岁以下小儿发病率最高。麻疹流行季节以冬、春季节为主。

## 麻疹治疗原则有哪些?

专家回答：患儿发病之后，在家要多开窗通风，注意防止传染他人，出入公共场所要戴口罩；感染麻疹后应隔离治疗。临床以对症支持治疗为主，防止并发症的发生。

## 如何预防孩子患麻疹?

专家回答：接种疫苗是预防麻疹最有效的措施。儿童在8月龄、18～24月龄各接种1剂含麻疹成分疫苗。未感染过麻疹且既往无含麻疹成分疫苗免疫史或麻疹疫苗免疫史不详的其他人群，推荐接种一剂麻疹—风疹联合疫苗。发现麻疹疫情后，患者周围密切接触者应按照卫生防疫人员的建议，及时接种麻疹疫苗。

其他预防措施还包括：

（1）维持良好的个人卫生习惯，保持室内空气流通；打喷嚏或咳嗽时应掩着口鼻，并妥善清理口鼻排出的分泌物；保持双手清洁，双手被呼吸系统分泌物弄污后（如打喷嚏后）要立即洗手。

（2）如果出现发热、红色皮疹、咳嗽等症状时，要尽快到医院诊治，去医院就诊时应戴上口罩。

（3）患儿应根据医嘱住院或居家隔离治疗或休息，避免将疾病传染给其他无免疫力的人群。

专家：郭凌云

# 揭开"诺如病毒"的神秘面纱

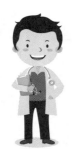

**✚ 医诗说**

> 诺如病毒神秘纱，上吐下泻似蛋花。
>
> 水泻不止日数回，防范脱水毒暴发。
>
> 试问诺如何时多，流行北冬与南夏。
>
> 卫生洗手头等事，营养清淡面食佳。

　　诺如病毒是1972年首先由美国科学家Kapikian，通过对4年前（1968年）美国诺瓦克地区一所学校胃肠炎暴发疫情中患者的粪便标本进行检测而发现，并在当时以发现地命名为诺瓦克病毒，属于杯状病毒科，直至2002年8月正式命名为Norovirus。它可引起成人以及儿童的急性腹泻，也是除轮状病毒外造成腹泻的最主要病原。

## 诺如病毒Q&A

### 诺如病毒感染后的主要表现是什么？

　　**专家回答：**诺如病毒感染的临床表现与轮状病毒性肠炎（也就是常说的秋季腹泻）非常相似。临床可表现为发热、恶心、呕吐、腹痛、腹泻。潜伏期一般为1~2天，病程1周左右。儿童中则以发热、呕吐、腹泻多见，多先有呕吐，进而出现腹泻，大便可表现为水样便、稀便，次数明显增多，数次至数十次。严重患儿可出现脱水、酸中毒以及体内脏器功能的损害，需要引起家长的重视。

诺如病毒流行季节因地区而异，北方寒冷季节呈现流行高峰，东部和西南部地区主要在夏秋季最流行，南方夏秋季和冬季都可出现较强的流行。

## 诺如病毒的传播途径是什么？

专家回答：诺如病毒主要通过消化道传播，而被病毒污染的水、食物、手均可成为传播媒介。人与人之间的传播也很重要，主要通过呕吐物及粪便传播，因此常常会导致暴发流行。

## 怎样区分诺如病毒感染和普通呼吸道及胃肠道感染？

专家回答：冬季是呼吸道感染以及消化道感染的高峰季节，而病原体主要为病毒。呼吸道感染的病例中以呼吸道合胞病毒、流感病毒等最为常见；消化道感染中则以诺如病毒及轮状病毒最为常见。两者存在相似之处，例如，感冒患儿可存在不同程度的腹泻，而腹泻的患儿有可能出现咳嗽等症状，常常导致家长顾此失彼、不知所措。那么，这两种疾病又有什么不同呢？

一般来说，诺如病毒及轮状病毒引起的感染，多起病急，病初即有频繁的呕吐，并排水样便，似蛋花汤样，每日数次至数十次，严重者伴有脱水症状。一般病程为1周左右，这期间患儿可伴随有呼吸道症状，如咳嗽、流涕等。而普通感冒则表现为发热、咳嗽、流鼻涕，少有呕吐和腹泻症状或呕吐、腹泻症状相对较轻。也就是说，诺如病毒导致的疾病常常以消化道症状为主，而普通感冒则以呼吸道症状更为明显，希望家长能够通过了解不同的疾病，在诊治的过程中做到初步判断，不耽误宝宝病情。

另一方面，肠道的感染，除病毒外，细菌也是较为常见的病原体。这其中最为大家熟悉的莫过于细菌性痢疾了。那它与诺如病毒又有什么区别呢？我们仍需首先了解细菌性痢疾的特点。细菌性痢疾，简称菌痢，多有痢疾杆菌感染所致，临床可表现为发热，而其突

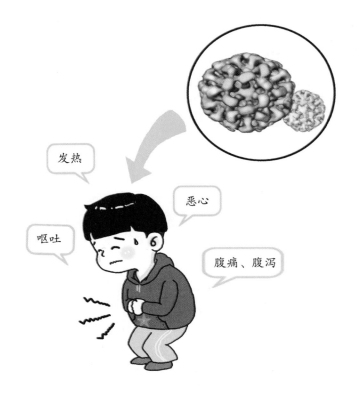

发热

恶心

呕吐

腹痛、腹泻

诺如病毒感染能引起宝宝肠炎样表现

出的特点为腹痛明显，可有里急后重，大便性状与病毒性腹泻有一定的区别。患菌痢后大便常呈黏液便、血便，而诺如病毒引起的腹泻则表现为水样便。这是由于不同病原所感染的部位及机制的不同导致的。

当然，鉴别仍然需要进行大便常规以及病原体的检查。病毒性腹泻大便多呈水样，可没有红细胞及白细胞，可见到脂肪球，可进行大便的病毒抗原检查以明确诊断。但腹泻严重的患儿大便中仍可出现细胞，需要后续鉴别。而患菌痢后的大便一定会有红细胞及白细胞，进一步做大便培养可能会有细菌的生长。其他细菌如沙门氏菌以及霍乱弧菌等，也可引起腹泻，多数由于不洁饮食导致，因此手以及饮食的卫生非常重要。

**宝宝如何预防诺如病毒感染？若宝宝感染该病毒，家长如何处理？**

专家回答：腹泻是儿童时期最常见的疾病之一，也是导致全球5岁以下儿童死亡的第三位病因。2008年世界卫生组织（WHO）报告全球每年死于腹泻的5岁以下儿童约187万，占儿童死亡总数的19%。由于诺如病毒常可导致疾病的暴发，引起恐慌，因此预防更显得重要。最基本的预防原则就是控制感染源，切断传播途径。

之前提到，诺如病毒主要通过消化道传播，而被病毒污染的水、食物、手均可成为传播媒介。人与人之间也可能出现传播，但目前我们并没有切实可行的方法消灭诺如病毒，家长能做的就是保护好宝宝这样的易感人群、切断病毒的传播途径。

（1）在家中做到有效地洗手，不接触被病毒污染的水和食物。

（2）注意个人卫生，不吃生冷和未煮熟的食物，尽量避免到无牌、无证小餐馆就餐，保证饮食卫生。

（3）病毒流行季节少带孩子到人多拥挤的公共场所，少参加大型集体活动。

（4）上学及幼儿园的小朋友，家长应与老师做好良好的沟通，避免在校园内以及幼儿园内造成交叉感染及疾病的扩散。

当然，更重要的是，若发现宝宝可能出现诺如病毒感染导致的腹泻，应及时就医，听从医生的安排，按时服药。由于诺如病毒所致的腹泻并无特效药治疗，仍以对症治疗为主，还要预防脱水、保护宝宝脏器功能。常用的判断脱水的方法：可观察患儿的精神状态、嘴唇及皮肤是否干燥、囟门有无凹陷、哭时是否有泪以及尿量的观察，这些都对脱水的判断有着重要的作用。

药物治疗上以保护肠黏膜、收敛止泻、调节肠道菌群以及补液预防脱水为主。常用的药物有蒙脱石散（思密达）、肠道益生菌以及口服补液盐等。对于出现中度到重度脱水的患儿则需进行血生化及血气的检查，并给予适当的液体治疗。

饮食治疗也必不可少，比如：胡萝卜泥有收敛止泻的作用，腹泻奶粉有利于患儿的营养吸收和缓解腹泻的症状。要让患儿吃些清淡的食物，最好选择既能补充营养、对肠道刺激又小的食物，如粥、稀饭、发面蒸食、面包、软面条、面片等。

本病多呈自限性，一般病程1周左右，经过对症治疗多数会逐渐痊愈，但如果病情反复或迁延，仍建议家长带宝宝到专科医院就诊，给予进一步的治疗。

专家：胡　冰

# 警惕小儿被结核侵袭

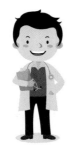

**＋ 医诗说**

小儿结核症不一，淋巴肿大身无力。
呼吸消化传染源，疫苗保健早送医。

肺结核侵袭人体的时候，症状并不明显，直到出现反复的低热不退才引起人们的重视。如果是成人，免疫力较好的，肺结核很可能在悄无声息中开始，在悄无声息中结束，再去拍片检查的时候，肺上只有钙化的结核，这也是痊愈的标志。

那如果是孩子感染了结核，又会如何呢?

## 小儿结核Q&A

 **问**

### 小儿结核的早期症状有哪些?

专家回答：患儿的早期症状并不明显，不同于成年人，但可表现为不活泼、精神不振、脾气急躁或无故哭闹，也可有盗汗、脸部潮红、消瘦、无力、食欲减退和消化不良。小儿患了肺结核以后，症状轻重不一。若在孩子的颈部、颌下摸到孤立或成串肿大的淋巴结，特别是家庭中有开放性肺结核病人，且孩子又没有接种过卡介苗时，更应高度警惕，及时就医，以便及早诊断、治疗。

## 结核杆菌传播途径有哪些？

**专家回答：** 结核杆菌可以通过以下途径传播。

（1）呼吸道传播：是主要的传播途径。健康宝宝吸入带菌的飞沫或尘埃后可引起感染，产生肺部原发病灶。

（2）消化道传播：多因饮用未消毒或消毒不严的污染牛型结核杆菌的牛奶或污染人型杆菌的其他食物而得病，多产生在咽部或肠道原发病灶。

（3）其他途径：偶可通过破损的皮肤、黏膜、生殖器官等接触传染。另外，先天性结核病传染途径为胎盘或吸入羊水感染，多于出生后不久发生粟粒性结核病或生殖器结核。人类普遍易感。人受结核杆菌感染后是否发病，与致病菌的数量、毒力、机体的非特异性及特异性抵抗力高低有关。

## 如何预防小儿结核？

**专家回答：** 小儿结核的预防措施主要有以下几点。

（1）卡介苗（BCG）接种：1908年，卡氏（Calmette）和介氏（Guérin）二人应用牛型结核杆菌在5%甘油胆汁马铃薯培养基上，经过13年230余代的反复培养，病菌失去致病的性能然后制成菌苗（卡介苗），接种到人体使受种者产生对结核病的免疫力。小儿出生后按时接种卡介苗后，虽然不能完全避免患结核病，但能有效减少患重症结核的概率，如结核性脑膜炎、粟粒性肺结核。

（2）避免与成人结核患者接触：家中如有结核患者，应与孩子保持隔离。

（3）加强保健工作：临床证明结核的发病与小儿的健康状况和生活环境有密切关

系，应注意合理的营养、良好的卫生习惯以及对麻疹、百日咳的预防等。

（4）早发现、早治疗：早期发现是患儿早期治疗的先决条件。定期作体格检查以早期发现疾病，接触活动性肺结核患者的小儿，其感染率发病率与患病率都较一般小儿显著；其次，在结核菌素试验（PPD）呈强阳性的小儿中要特别注意做早期发现工作。结核病虽是一种慢性而极顽固的传染病，但如能及早诊疗、认真随访是完全可以痊愈的。

## 如果孩子已经患病，在饮食上要注意什么？

专家回答：较正常儿童来说，结核病患儿的饮食要注意以下几方面。

（1）供给充足的蛋白质和热量：患儿每天补充蛋白质以每千克体重2.5克～4克为宜。热能每天每千克体重100千卡～120千卡为宜，以补充消耗的能量。

（2）脂肪摄入不宜过高：每天每千克体重1克～2克为宜，荤素搭配适当，不要过于油腻，以免影响消化。

（3）注意膳食纤维素的供给量，保持大便通畅，多吃新鲜的蔬菜、水果及粗粮。

（4）注意维生素A、维生素D、维生素C以及B族维生素的补充，以增强身体抵抗力。

## 如何区别肺结核与支气管哮喘？

专家回答：这两种疾病可以从以下几点来判断区别。

（1）肺结核患儿多有结核接触史，机体抵抗力差；而哮喘患儿多数有过敏原接触史，发作前有鼻痒、眼睑痒、打喷嚏、流涕或干咳等过敏先兆。

（2）肺结核有慢性发作过程，发病后出现乏力、食欲减退、盗汗、咯血等中毒症状；支气管哮喘呈发作性，间歇期正常，发作时胸廓胀满，呼气性呼吸困难，两肺广泛哮鸣音，叩诊呈普遍性过清音。

（3）拍胸片有助于鉴别肺结核和哮喘。因为小儿结核的喘息往往是由纵隔淋巴结肿大压迫气管引起的，这种喘息往往是持续的，此时雾化治疗效果不好；过敏性哮喘的喘息往往是因为孩子接触了过敏原或感染引起的，此时雾化治疗效果明显，所以说拍胸片是很有必要的。

专家：张　津

## 宝宝三大常见急性出疹性疾病

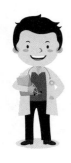

**✚ 医诗说**

> 热退疹出见春秋，水痘不破莫担忧。
> 带状疱疹需警惕，链球皮炎一月休。

儿童期的各种皮疹问题困扰着宝宝和家长们，儿童期有哪些常见的出疹性疾病？如何治疗和预防呢？

## 宝宝常见急性出疹性疾病Q&A

**幼儿急疹最常见，一般有什么表现？**

专家回答：幼儿急疹一般常见于6个月到3岁的幼儿，无性别差异，多发于春秋季，潜伏期为5~14天。

该病表现为宝宝突然高热，持续3~5天，高热偶尔可诱发高热惊厥，之后体温突然降到正常。随着体温的下降，逐渐出现广泛播散的充血性红色斑丘疹样皮损，即"热退疹出"。

皮损主要分布在头面部和躯干部位，四肢较少，皮疹可持续3~5天，皮损不需要特殊处理就可以自行消退，之后不会留有任何痕迹，是一种自限性疾病，主要是加强护理及对症治疗，预后良好。

## 很多宝宝都出过水痘，水痘是怎么回事呢？

**专家回答：** 水痘是由水痘—带状疱疹病毒初次感染引起的急性传染病。该病在多数儿童患者中表现为一种轻度的自限性病毒感染性疾病，病后可获得终身免疫，也可在多年后感染复发而出现带状疱疹。

该病一般多发于冬季和春季，潜伏期为7~14天，出皮疹前可出现发热、咽部不适及全身不适。早期皮损表现为散在的充血性红色丘疱疹，于24~48小时内进展为泛发的丘疱疹，再变为亮红基底上的米粒至豌豆大的圆形水疱，周围明显红晕，水疱的中央呈脐窝状。

皮损呈向心性分布，先出现在头面部，后见于躯干、四肢。黏膜也常受侵，见于口腔、咽部、眼结膜、外阴、肛门等处。

病程2周左右。一般水痘发生在表皮内，愈后不会留痕迹，但少数皮损伴有深部炎症或继发感染时则留有凹陷性瘢痕。

关于水痘我们将在下一节详细介绍。

## 什么是链球菌感染性皮炎？

**专家回答：** 链球菌感染性皮炎是由A组B型溶血性链球菌所致的急性传染病，潜伏期为2~5天，主要发生于3~15岁儿童，可突然起病，有咽痛症状，也可伴有发热症状。

特征性皮肤表现首先在面部、颈部出现细小的红色充血性棘皮样皮疹，在1~2天内遍布躯干、四肢，尤其手背部比较明显。皮肤潮红，皮温升高，伴有轻微瘙痒，在四肢及躯干屈侧皱褶部位可出现线性瘀点状线条。

皮疹持续2~4天后依出疹先后顺序开始消退，在病程第7~8天时开始脱屑，面部、躯干呈糠皮样脱屑，而手掌、足掌呈大片膜状脱皮。甲端皲裂样脱皮是典型表现，脱皮持续2～4周。在疾病早期舌乳头突出于一层白色膜上（草莓舌），4~5天膜脱落后变为鲜红色的杨梅舌。许多患儿咽喉感染后症状轻微。

青霉素和头孢类药物为治疗本病的首选药物，疗程为7~10天。早期应用可缩短病程，减少并发症。少数患儿患病后由于变态反应而出现心、肾、关节的损害。

专家：顾　菲

## 宝宝出水痘了怎么办

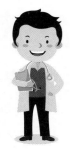

**✚ 医诗说**

水痘冬春易发病，隔离病人防传染。
止痒退热防重症，强身健体疫苗安。

水痘是学龄前期和学龄期早期（1~10岁）小朋友的常见传染性疾病。孩子生水痘的时候，身上会慢慢生出许多红疹子，奇痒无比。疹子不可以挠，挠破了便容易留疤，而且水痘传染性极强，应进行科学、积极的处理，才能让宝宝安然度过出水痘的这个阶段。

# 宝宝出水痘Q&A

小苹果 问

## 水痘有哪些临床表现？

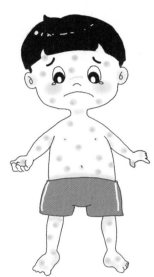

专家回答：该病潜伏期无特殊临床表现，发病初期稍有倦怠、食欲不振等非特异性表现，发病后很快出现疹子。疹子形态比较特别，主要分布在躯干（前胸、后背）部位，初期为红色的突出皮面的疹子，逐渐长成绿豆大小含透明状的水疱疹，水疱破后结痂干燥。皮疹分批出现，在同一区域可以看到丘疹、水疱、结痂各期的皮疹。重者皮疹可以波及面部、躯干、四肢、发际等处，常同时伴有不同程度的低热或高热。皮疹痊愈需要2~3周时间。重症水痘病程后期可能出现水痘肺炎、脑炎、肝炎、心肌炎等并发症。

小苹果 问

## 水痘的预防方法有哪些？

专家回答：水痘在儿童群体中高发，家长要为孩子做好预防工作。

（1）增强抵抗力：规律的饮食和充足的营养摄入、坚持体育锻炼、增强自身的抗病能力，有利于减少宝宝水痘的发病。

（2）减少接触，防止感染：水痘具有较高的传染性并有群集性暴发的特点。所以，远离传染源是很重要的预防措施。如果幼儿园或者学校中有小朋友得了水痘，尽量避免和他接触，并且做好水痘患儿所在班级的消毒工作。

（3）及时接种水痘疫苗：水痘疫苗可刺激机体产生抵抗水痘病毒的免疫力，是预防水痘最有效的方法之一。根据目前我国免疫规划推荐，1.5岁婴幼儿接种一针水痘疫苗，4岁以上儿童加强接种一针水痘疫苗，其保护性能够达到90%以上。对于没有接种水痘疫苗的宝宝，如果其所接触的人群有水痘患者时，可以临时接种水痘疫苗作为应急接种，有利于减少水痘的发生和减轻罹患水痘后病情的严重性。

（4）通过幼儿园的晨检、晚检及时发现病例：幼儿园的晨检、晚检是发现水痘和其他传染性疾病（如手足口病、疱疹性咽峡炎等）的好措施，家长不要错过，要做到经常和幼儿园、学校的保健医生沟通。

**如果宝宝已经感染了水痘，我们又该如何科学处理呢？**

专家回答：水痘是病毒感染性疾病，目前没有特效药物治疗，仍以对症治疗、避免发生并发症为主。

（1）退热：由水痘感染引起的发热处理方法和常规发热方法相同。38.5℃以上需要口服或者肛塞应用退热药物，38.5℃以下以物理降温为主。

（2）皮疹的处理：水痘皮疹瘙痒比较明显，抓破流出的液体也有传染性。为了避免孩子抓破皮疹造成传染和破口的继发感染，需要把孩子的指甲剪短，可以外用炉甘石等清凉止痒药物缓解瘙痒症状。

（3）居家隔离：水痘传染力较强，所以要注意对患儿的隔离，至少隔离到全部皮疹结痂、退热并无新发皮疹为止，或者医学观察21天后考虑让孩子复学。

（4）密切监测病情，及时发现并发症：大多数情况下，水痘病情较稳定，但有个别宝宝的水痘会比较重，甚至出现水痘的并发症，如水痘脑炎、水痘肺炎等。除了发热出疹外，如果宝宝出现嗜睡、不能安抚的烦躁等精神症状或者高热不退、呼吸急促等，一定要及时就医，以免危及生命。

专家：段建华

# 宝宝夏季长疮怎么办

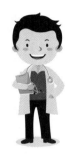

**✚ 医诗说**

红色斑点布满身，盛夏发病脓疮头。

宝宝瘙痒易扩张，毛巾消毒百多邦。

随着夏季的到来，有些家长会发现宝宝的面部尤其是口周、外鼻孔、耳郭及四肢等暴露部位有些红色斑点或小丘疹，很多家长以为是毛囊炎，就没予以重视，后发现皮疹迅速转变为脓疮，周围有明显的红晕，疮壁薄，易破溃、糜烂，脓液干燥后形成黄色厚痂，其实这是宝宝患上了脓疱疮。

## 宝宝患脓疱疮Q&A

小苹果

### 脓疱疮是什么疾病？

**专家回答：**脓疱疮，俗称"黄水疮"，是一种常见的、可传染的浅表的化脓性皮肤病。脓疱疮一年四季均可发病，以夏季为主，占全年发病总数的2/3以上，潮热和高温环境易发病，可在儿童集体中流行，以发生水疱、脓疱、易破溃结脓痂为特征。

小苹果

### 宝宝长脓疱疮的原因有哪些？

**专家回答：**儿童感染途径主要是通过患者与易感者直接接触感染，主要来源于宠物、指甲以及学校或托儿所接触患儿的污染物，如玩具或图书等被传染，尤其是在拥挤的居住环境下易于传播。儿童由于解剖生理上的弱点如皮肤细嫩、局部抵抗力差、易遭受外伤等因素而易发病。

## 脓疱疮的表现有哪些？

**专家回答：** 大疱性脓疱疮多见于新生儿，各年龄也有散发，好发于面部、四肢等暴露部位。初起为散在的水疱，1～2天后水疱迅速增大，疱液由清亮变混浊，脓液沉积于疱底部，呈半月形积脓现象，疱壁薄而松弛，破溃后呈显露糜烂面，干燥后结黄色脓痂。有时在痂的四周发生新的水疱，排列呈环状，称为环状脓疱疮。宝宝自觉瘙痒，一般无全身症状。

非大疱性脓疱疮是最常见的一型，也是儿童皮肤细菌感染最主要的类型，好发于颜面、口周、鼻孔周围、耳郭及四肢暴露部位。表现为在红斑基础上发生薄壁水疱，迅速转变为脓疱，周围有明显红晕；脓疱破后，脓液干燥结成蜜黄色厚痂，痂不断向四周扩张，可相互融合。宝宝常自觉瘙痒，常因搔抓将细菌接种到其他部位，发生新的皮疹。

## 宝宝得了脓疱疮，家长应该如何护理？

**专家回答：** 对于患儿，家长要做好以下护理工作。

（1）尽早隔离：患儿不能去托儿所、幼儿园，以免传染给其他小朋友。

（2）消毒：患儿用过的毛巾、衣被等，应煮沸消毒。

（3）到医院皮肤科治疗：如果发现有脓疱，医生会用消毒过的针刺入脓疱底部，然后用消毒棉球将脓液吸干，再外涂百多邦软膏。

（4）症状严重的患儿应口服抗生素：一般来说，5天后脓疱疮即可痊愈，不会遗留瘢痕。

专家：李华荣

# 不能忽视的儿童脑炎

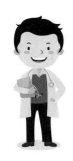

**✚ 医诗说**

> 千菌万毒寄生虫，脑炎感染道不齐。
> 发热呕吐忽惊厥，及早治疗免后遗。

　　脑炎是中枢神经系统感染的俗称，是由病毒、细菌、真菌、支原体、立克次体、寄生虫等病原体引起的中枢神经系统的常见、多发的疾病。在儿童中，以病毒性脑炎及化脓性脑膜炎较为常见。家长认识不足以及治疗不及时会影响到患儿的预后，导致严重的后遗症，影响患儿日后的生活质量。

## 儿童脑炎Q&A

### 儿童中枢神经系统感染的途径是什么？

　　**专家回答：**常见的感染途径为血行感染，比如宝宝患有呼吸道、泌尿道、皮肤等部位的感染，病原菌进入血流，然后通过血—脑屏障侵入中枢神经系统而导致颅内的感染；由于头颅局部的外伤以及邻近组织的感染（如乳突炎、鼻窦炎、中耳炎等）也可呈现直接感染而引起颅内感染；有一部分患儿由于局部结构的异常以及免疫缺陷也易导致脑炎的发生。

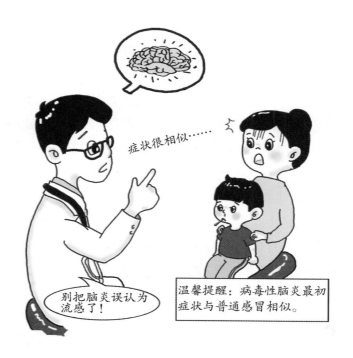

温馨提醒：病毒性脑炎最初症状与普通感冒相似。

别把脑炎误认为流感了！

**中枢神经系统感染的病原体是什么？宝宝患病临床表现有哪些？**

专家回答：在儿童中枢神经系统感染中，以病毒性脑炎以及化脓性脑膜炎最为常见，其他少见的病原体有真菌、支原体、结核杆菌等。在病毒性脑炎中，以肠道病毒最为多见；细菌中则以肺炎链球菌、大肠杆菌以及嗜血流感杆菌为常见。

中枢神经系统感染的常见临床表现在不同年龄段各有不同。婴儿常表现为反复发热、囟门饱满、精神反应差，可有与进食无关的喷射性呕吐，部分患儿可出现惊厥发作；年长儿由于囟门已经闭合，颅高压的症状会更为明显，常表现为发热、头痛、呕吐、惊厥，严重的患儿可出现意识障碍甚至昏迷。因此，需要家长在宝宝患病的过程中注意有无上述症状的出现，必要时应及时就诊，以免延误治疗。

**当发现宝宝有类似中枢神经系统感染的症状时，家长该如何处理以及需要进行何种检查？**

专家回答：当家长发现宝宝有反复发热、反应差、经常规的治疗效果不理想，或有多部位的感染甚至惊厥时，要想到可能存在脑炎的可能，应及时到医院进行救治，并通过医生的帮助，进行进一步的查体及化验检查以协助诊断。

常见的化验检查包括：

（1）血常规检查，以初步判断是何种病原感染。

（2）头颅影像的检查，包括头颅CT及磁共振检查。CT可及时进行，但有一定的放射线；磁共振能更好地观察颅内病变情况，需要进行预约，并不能马上进行，但对患儿无明显的放射线影响。建议家长在患儿病情较急的情况下可先进行CT检查，必要时再进一步完善核磁检查。

（3）中枢神经系统感染确诊的方法是进行腰椎穿刺（简称腰穿）后的脑脊液检查，以明确是何种病原体感染。

要注意头颅影像的检查和腰穿脑脊液检查并不能互相取代。

**中枢神经系统感染如何治疗？预后情况怎样？**

专家回答：在宝宝确诊为中枢神经系统感染后应及时给予相应的抗感染治疗。由于该病可引起颅高压，如头痛、呕吐、惊厥、意识障碍等，需要给予积极的降颅压以及止惊治疗。当然，也需要家长的配合，比如积极协助退热、安抚患儿等。多数脑炎患儿经及时治疗后均有相对较好的预后，但部分病情重的患儿可能会出现不同程度的后遗症，如症状性癫痫、智力及体力发育落后、脑积水等，这就要求在感染控制后仍需家长配合进行相应的干预及长期的随诊。

专家：胡　冰

# 病死率高达70%的儿童疾病——流脑

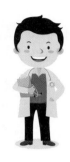

**✚ 医诗说**

春暖乍寒料峭间，七年有痒一轮回。
流年不利流脑行，预防为上防后悔。

流脑（流行性脑脊髓膜炎）是由脑膜炎双球菌引起的化脓性脑膜炎，属于呼吸道传染病，发病具有明显的季节性，多见于冬春季，2~4月份是发病高峰，每隔3～5年出现一次小流行，7～9年出现一次大流行。其发病隐匿，病死率高，家长应高度重视。

## 流脑是如何传播的？

专家回答：患者和带菌者是传染源，尤其是带菌者和轻型病例患者是主要的传染源。病原菌主要通过咳嗽、喷嚏等由飞沫直接经空气传播。密切接触如同睡、怀抱、喂奶、接吻等，容易导致2岁以下婴幼儿被传染。人群普遍易感，任何年龄均可发病，6个月~2岁的婴幼儿发病率最高，以后随年龄增长逐渐下降。

## 流脑有哪些临床表现？

专家回答：轻型"流脑"只表现为"上呼吸道感染"，出现咽痛、咳嗽或轻度发热等症状。典型的"流脑"则表现为急起高热、头痛、呕吐、皮肤黏膜瘀点及脑膜刺激症状。患儿可表现为表情淡漠、嗜睡或烦恼，甚至抽搐、昏迷。婴儿患流脑后，囟门突出，眼睛发直，不吃奶，尖声哭叫。

## 家长怎样才能预防宝宝患流脑？

专家回答：早期发现患儿应就地进行呼吸道隔离和治疗，做好疫情报告工作。宝宝应做好菌苗预防，接种流脑疫苗，同时可以药物预防。疾病流行期间做好卫生宣传工作，搞好个人及环境卫生，减少大型集合和大的集体活动。居室开窗通风，勤晒衣被，多晒太阳，避免去拥挤的公共场所。

## 宝宝都可以接种流脑疫苗吗？

专家回答：不是的，以下人群不适宜接种流脑疫苗：患有癫痫、脑部疾患及有过敏史的宝宝；患有肾脏疾病、心脏疾病及活动性结核或急性传染病及发热的宝宝。

## 流脑的预后怎么样？

专家回答：过去本病病死率为70%左右，使用磺胺药、青霉素等抗生素治疗以来，病死率降至5%～10%。以下因素与预后有关。

（1）暴发型患者病情凶险，预后较差。

（2）2岁以下婴幼儿及高龄者预后较差。

（3）流行高峰时预后较差。

（4）反复惊厥、持续昏迷者预后差。

（5）治疗较晚或治疗不彻底者预后不良，且易发生并发症及后遗症。

专家：杨圣海

# 如何读懂宝宝的化验单

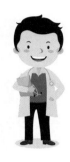

**医诗说**

天下奇书化验单，英文数字首鼠端。
深入浅出析指标，一文读懂不麻烦。

宝宝生病是件令人揪心的事情，大部分家长会在第一时间赶到医院，医生往往会开具一些化验单。带孩子看病一定要采血、验尿吗？这是很多家长比较困惑的问题。而且，化验单结果总是很让人头疼，一排排的英文缩写字母和数字在平常人眼里就像天书一般。本节将告诉您为何要做这些检查及如何解读常见化验单。

## 读懂化验单Q&A

**宝宝采血一般是做什么检查？其意义是什么？**

专家回答：发热是导致儿童就诊的最常见症状。碰到发热的患儿，医生首先开具的检查就是血常规及C反应蛋白。血常规虽不能直接体现患儿具体是哪种感染，但可以帮助医生对患儿的感染类型进行初步判断，例如判断是病毒感染、细菌感染，还是支原体感染等。

血常规中包括白细胞总数，中性粒细胞比例、绝对值，淋巴细胞比例、绝对值，红细胞数、血红蛋白，血小板等，C反应蛋白可以同血常规一起进行检查。一般主要看以下几个指标。

（1）白细胞：机体的防御细胞，分为中性粒细胞、淋巴细胞、单核细胞、嗜酸性粒细胞、嗜碱性粒细胞等。不同类型白细胞的升高或者降低，其意义不尽相同。通常来讲，细菌感染如化脓性扁桃体炎、化脓性中耳炎等，会引起白细胞升高，分类以中性粒细胞为主，而重症感染白细胞可以不高甚至减低，需要特别警惕。病毒感染，白细胞总数正常或者轻度升高，一部分病毒感染白细胞也可减低，分类以淋巴细胞为主。单核细胞增多可以见于急性感染的恢复期等。通常血常规的解读一定结合患儿的病情、用药情况等，不能一概而论。

（2）红细胞、血红蛋白：可以反映患儿是否存在贫血。不同年龄段贫血的诊断标准也不同，而贫血的原因千差万别，营养因素、感染因素、血液系统疾病等均可造成贫血，需要专业医生来进行解读。

（3）血小板：血小板的主要功能是凝血和止血、修补破损的血管。各年龄阶段人群的血小板正常范围大概相同。对于儿童而言，血小板增多最常见于感染性疾病恢复期，一些非感染性疾病如血管炎等也可引起血小板升高，比如川崎病等。血小板减少是儿童急症，依照血小板减少的不同程度，可以分为轻度、中度、重度。当发现血小板减少时需严密监测血小板变化情况，及时查找原因。血小板减少可见于血小板破坏增多，如重症感染、特发性血小板减少性紫癜、脾功能亢进、消耗过度如弥散性血管内凝血、家族性血小板减少如巨大血小板综合征等；也可能是血小板生成障碍，如再生障碍性贫血、急性白血病、急性放射病等。

（4）C反应蛋白：英文简称CRP，是一种炎性反应蛋白，在创伤、感染、炎症时可以升高，其升高的不同程度可以一定程度上反映疾病的严重程度。

## 除了上述采血检查外，一般还需要什么检查？其意义是什么？

专家回答：在判断患儿可能存在感染性疾病时，需要找到感染病灶。换句话说，就是找到患儿的哪个部位发生了感染，如呼吸道、消化道、泌尿道等。排查这些部位感染时比较常用的检查包括尿常规、便常规。

（1）尿常规：尿常规发现白细胞、红细胞增多，潜血阳性可见于泌尿系感染。一些非感染性疾病，比如肾小球肾炎可以见到红细胞增多、潜血阳性、尿蛋白阳性等。尿糖阳性可以见于糖尿病、输注含糖液后等。尿酮体阳性可以见于长期饥饿、呕吐、高热、糖尿病酮症酸中毒等。

（2）便常规：宝宝腹泻时医生会开具便常规的检查，其中主要是看是否存在白细胞、红细胞增多。正常大便中不见或者偶见白细胞，无红细胞，当大便中出现红细胞、白细胞增多时，往往提示肠道内有炎症。这个炎症是广义的，包括感染、过敏、免疫等因素导致的肠黏膜损害，需要根据宝宝的年龄、病程和其他化验检查综合考虑。

如果患儿患病时间长或者症状重，上述检查远不能满足诊断需要，需要进行进一步检查。这些检查包括对患儿脏器功能评估的检查，还包括对病因的检查。脏器功能评估检查包括血生化（肝功能、肾功能、心肌酶等）、凝血功能等；病因的检查包括病原检查（血培养、各种病原及抗原抗体检测、结核菌素试验等）、肿瘤标记物、自身抗体、内分泌、代谢检查等。

### 单靠化验结果就能判断宝宝是否有感染吗？

专家回答：所有化验、检查均是辅助临床诊断的手段，是参考而不是最终结论。诊断的确立是建立在对患儿详细的问诊、全面的查体和对相关化验检查的综合分析而来的。

### 宝宝做上述检查时注意事项有哪些？

专家回答：如果通过末梢血进行血常规的检查，检查前避免剧烈哭闹，检查后需用无菌棉签或棉球压迫扎针部位至血止为止。如果通过静脉血进行相关检查，如进行血生化等的检查，注意检查项目是否要求空腹。采血检查后按压穿刺部位10分钟至血止，3天内尽量避免穿刺部位沾到水。

如果是在家中留取尿、便，应尽量在半小时内送检，时间过长影响化验结果。检查尿常规前，最好清洁会阴部。便常规不能取排在纸尿裤上的排泄物，因为纸尿裤会吸收大便的水分，尤其是稀便的水分，从而影响检验结果。

专家：郭　欣

要讲究科学的方法

第 **5** 章

宝宝日常护理

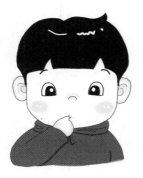

6个月~3岁的孩子最常见睡眠问题是入睡困难或难以保持整夜的睡眠状态，体温、营养状况、身体不适、过敏、父母之间的冲突都可能导致孩子入睡困难和夜间经常觉醒。

# 宝宝的母乳喂养和辅食添加

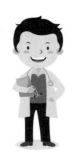

**✚ 医诗说**

宝宝舌尖那些事，母乳天下第一汁。

小儿断奶循序进，从少到多添辅食。

宝宝出生后，吃什么，喝什么，怎样吃才健康，怎样吃才营养，哪些该吃哪些不该吃，是家长最关心的问题之一。本节将为家长们讲述科学喂养宝宝，尤其是母乳喂养、辅食添加等方面的一些基本原则，帮助宝宝健康成长。

## 宝宝喂养Q&A

**婴儿的母乳喂养应该注意什么？**

**专家回答：** 首先要强调母乳喂养的重要性和优越性。母乳喂养要采用正确的方法，否则就会出现各种问题。

（1）喂奶姿势要正确：当坐位哺乳时，将宝宝抱在胸前，使宝宝的胸部和腹部正对妈妈的胸部和腹部，宝宝的鼻子和面颊接触乳房。

（2）婴儿含接乳头的方式要正确：当宝宝张大嘴寻找乳头时，将乳头和乳晕都放入宝宝的口中，才能够达到有效吸吮。

（3）喂奶的持续时间取决于婴儿的需求，让婴儿先吸空一侧乳房，再吸另一侧乳房，下次喂奶时顺序交替，一般每次喂奶时间20分钟左右。

（4）喂奶次数：3个月以内的婴儿每天喂奶次数不少于8~12次，尤其在婴儿出生后的4~8天最需频繁哺乳以促使母乳量迅速增多，3个月以上婴儿每天也要喂奶6~8次以上。

需要注意的是，夜间卧位喂奶时，妈妈很容易将乳房压住宝宝的鼻孔而影响宝宝的呼吸，严重者可发生窒息，为避免这种事情的发生，建议母亲夜间喂奶时最好也采用坐位。

**随着宝宝年龄的增大，妈妈的母乳逐渐减少，有些不能满足宝宝的生长发育需要了，那什么时候断母乳合适呢？**

**专家回答：**根据世界卫生组织（WHO）的建议，母乳喂养最好到宝宝1周岁，有条件的也可以喂到2周岁。一般采用循序渐进的方式断母乳，这个办法适用于大多数婴幼儿和对母乳依赖较强的婴儿。具体方法是：6个月时按时添加辅食；8个月以后辅食可以替代2次母乳；1岁左右过渡到每天3顿饭和2~3次母乳，然后一天或数天之内减少一次母乳喂养，改用奶瓶或杯勺喂配方奶。相应地母乳分泌量也会慢慢减少，逐渐停止分泌。

这种断奶方式既不会由于食物的突然转换而引起婴幼儿消化不良甚至营养不良，也不会给孩子造成心理伤害，因为哺乳对于孩子来说不仅仅是提供食物，更是心理安抚和母子间亲密交流的手段，突然停止哺喂母乳的行为会使孩子感觉突然失去了母亲的爱。同时，这种方式也避免给母亲带来身体上的不适如涨奶、乳腺炎。有一些断母乳的传统做法如在乳头上涂抹辣椒、小檗碱、甲紫等，迫使孩子自己放弃吃母乳。这种情况可能会使孩子有被欺

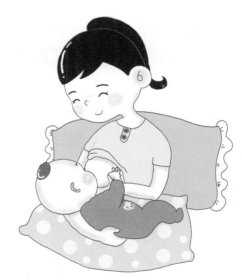

母乳是宝宝最好的食物

骗、被抛弃的感觉，甚至对母亲产生不信任和怨恨。

## 宝宝的辅食有什么特点？什么时候添加辅食合适？

专家回答：婴儿在出生6个月以后，单纯的母乳喂养已经不能满足婴儿生长发育的需要，这时候就需要给婴儿添加乳制品以外的其他食物，这些添加的食物就称为辅食。简单给大家介绍一下辅食的种类：6~8个月的婴儿辅食有米粉、蛋黄、菜泥、水果泥等；8个月以后的辅食为粥、烂面条、面片、软米饭、全蛋、肉泥、鱼泥、菜泥、水果泥、小馄饨等。

很多家长关心辅食添加的时间，这也是一个存在学术争议的问题，一般从宝宝出生后满6个月为辅食尝试阶段，可以添加辅食。但由于宝宝的个体差异，添加辅食的时间也不能一概而论。目前还是主张稍微偏晚一点，因为6个月以内的宝宝消化道缺乏淀粉酶，对米面类食物的消化能力较弱，过早添加容易引起消化不良等问题。怀疑过敏的宝宝添加辅食时间也要适当偏晚。但是，辅食添加又不能太晚，除了会引起营养问题外，现在发现如果辅食添加过晚会错过咀嚼锻炼的关键期：宝宝添加辅食对锻炼咀嚼、咬合等口腔功能具有重要意义。这个时期一旦错过，宝宝接受较粗的食物就比较难了，容易养成不经咀嚼就吞咽的进食习惯。另外，吃辅食对宝宝而言是重要的学习和体验过程，对宝宝的味觉发育有重要意义。如果辅食添加过晚，宝宝缺少对某些食物味道和质感的认知和体验，就会不愿接受这种食物，长大以后容易养成挑食、厌食等不良的饮食行为习惯。

## 辅食添加需要注意哪些问题？

专家回答：辅食添加的原则，主要是由宝宝的具体情况来决定的，但是最好能够遵循辅食添加的基本原则，有以下几方面：

（1）从一种到多种：开始只添加一种食物，如果5～7天内宝宝排便正常，无过敏或其他不适，可让宝宝尝试另外一种食物。

（2）由稀到稠：开始给宝宝喂流质食物，逐渐添加半流质食物，最后再添加固体食物。

（3）量从少到多，质地由细到粗：新添加的食物仅一天喂一次，量为1～2勺，以后再逐渐增加。食物颗粒要细小，在宝宝快要长牙或正在长牙时，可把食物的颗粒逐渐做得粗大。需要注意的是，在宝宝腹泻或生病期间暂缓添加新食物，而且辅食也不可替代乳类，婴儿仍应以乳类喂养为主。添加辅食的过程中，如果宝宝出现过敏、腹泻、腹胀、便秘等消化道情况，建议立即停止给宝宝喂辅食，待恢复正常后再开始，短期内也不应该再添加引起过敏的食物。

明确了辅食添加的原则，那么具体的添加顺序是什么呢？从种类上讲，应按"淀粉（谷物）—蔬菜—水果—动物性食物"的顺序来添加。初期应该选择强化了钙、铁、锌等多种营养素的婴儿营养米粉。当婴儿能够接受营养米粉后，可依次添加菜泥（如胡萝卜、菠菜、小白菜等）、果泥（如苹果、香蕉等），可将菜泥混入米粉中。宝宝7~8个月后可开始加烂粥、烂面、蛋黄、肉泥、鱼泥，蛋清应该再晚些加，预防过敏的发生。宝宝10~12个月时可以进行两顿完全辅食喂养，添加稠粥、面条、馒头、碎菜、碎肉、豆制品、带馅儿的食品等。随着婴儿成长，增添食物的种类越来越多，这时家长要注意给宝宝添加的食物结构应合理，符合营养膳食的要求。

专家：马　扬

## 宝宝出现黄疸怎么办

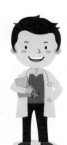

**➕ 医诗说**

半月黄疸半月新，一日一月莫轻心。
母乳黄疸不明相，停哺观察可知情。

新生儿在出生2～3天后，皮肤一般会出现黄疸，大部分在半个月后就会消退，医学上称之为新生儿生理性黄疸。随着母乳喂养率的提高，母乳性黄疸的发生率逐年增加，目前已达30%左右，已成为新生儿住院的主要原因之一。本病预后良好，严重者才需治疗。另外，判断宝宝是生理性还是病理性黄疸也是门大学问。

## 宝宝黄疸Q&A

### 新生儿黄疸是怎么回事？

**专家回答：** 新生儿生理性黄疸是新生儿时期所特有的一种现象。我们所谓的黄疸，就是一种皮肤、眼睛发黄的表现。因此，发生黄疸，首先体内要有使身体发黄的物质。这个物质，医学上称为胆红素。胆红素大部分来源于人体的红细胞。胎儿在子宫内环境下，血液中的红细胞生成过多，且这类红细胞多不成熟，易被破坏，婴儿出生后，造成胆红素生成过多。同时，另一方面，胆红素要在肝胆中代谢后排出体外，而新生儿肝胆的发育往往还不成熟，就会导致胆红素的潴留，从而导致皮肤、眼睛出现黄颜色的表现。

### 家长如何判断宝宝黄疸是否正常？

**专家回答：** 一般的小婴儿出生24小时以后出现黄疸，多数在第2~3天出现，但如果是生后24小时内出现的黄疸，就要高度重视。新生儿生后24小时内出现的黄疸，最常见的原因是溶血性黄疸。尤其妈妈是O型、孩子是A型或B型血的时候，发生的概率更高。大量的胆红素可以到达脑部，造成神经系统损害，导致核黄疸。

另外，一般轻中度的黄疸，生理性黄疸的可能性比较大，而重度的黄疸要注意病理性黄疸的问题。那么，如何判断黄疸的程度呢？简单的方法是，如果仅仅是头面部的黄疸，为轻度；头面部、躯干的黄疸，为中度；发展到四肢末端的黄疸，为重度。

看黄疸消退的时间也能判断是生理性黄疸还是病理性黄疸。一般生理性黄疸的孩子，黄疸在2~4周消退。足月儿一般2周，早产儿一般4周，但并不绝对。有些足月儿的黄疸4周还没消退，但如果呈下降的趋势，或者黄疸症状慢慢减轻，问题也不大。生理性黄疸退了以后，不会再次反复或者加重，而病理性黄疸可能会在黄疸一度减轻后再次发作。

## 什么是母乳性黄疸？

**专家回答：**现在都在提倡母乳喂养，而妈妈们好不容易有了母乳，却因为黄疸问题不敢继续喂养，又是焦虑又是懊恼。有的家长会问，母乳性黄疸是因为母乳里有损伤肝脏从而导致黄疸的物质吗？

母乳性黄疸指母乳喂养的婴儿在生后4~7天出现黄疸，然后逐渐加重，大概在2周左右达到一个高峰，然后黄疸逐渐减轻，在4~12周消退。目前，母乳性黄疸的发生率在30%左右，也就是说大约有1/3的母乳喂养的孩子会出现黄疸，临床上经常会碰到。

母乳性黄疸一般分为早发型和晚发型两种。一般早发型与新生儿生理性黄疸的出现时间及达到高峰值的时间相似，即在出生后的2~3天出现，并于第4~6天最明显，然后在2周内消退，往往被家长忽略。黄疸持续时间长达12周者称为晚发型母乳性黄疸。家长关注的往往是晚发型母乳性黄疸的问题，因为大部分孩子在4周后仍有黄疸表现，超出了生理性黄疸的时间。

目前引起母乳性黄疸的原因并不是很清楚，但考虑可能与几个因素有关：一是和婴儿本身的肠肝循环有关；二是与母乳喂养有关。前边我们曾提到胆红素是引起黄疸的主要物质。胆红素在体内的代谢过程大概就是由血液经过肝脏排到肠道，然后排出体外。在排到肠道的一部分胆红素可以由肠道重吸收，再次入肝进行代谢，这叫作肠肝循环。如果肠肝循环增加，那么机体的胆红素就会升高，产生或加重黄疸，而母乳正是充当了增加肠肝循环的角色。母乳中有一种酶，叫作葡萄糖醛酸酐酶，可以促进肠肝循环的发生。同时，母乳中的某种胃肠激素抑制了婴儿肠蠕动，减少了胆红素从肠道的排出，从而也促进了肠肝循环的发生。

判断宝宝是否是母乳性黄疸需要几个前提条件。

（1）是纯母乳喂养或者母乳喂养为主。

（2）一般情况好，吃玩睡基本正常。

（3）检查没有肝脏损害等表现。

（4）需要去医院检查。

如果家长暂时不想去医院，可以用一个简便的方法：尝试暂停母乳喂养3天，如果黄疸明显下降，说明母乳性黄疸的可能性很大。理论上讲，停止喂养母乳3天，黄疸程度会下降50%。

小苹果

## 如果是母乳性黄疸，家长该如何处理？

专家回答：轻到中度的黄疸宝宝，可以通过日光照射或者吃一些小中药帮助黄疸的消退。其实中医儿科对于黄疸的治疗还是有很丰富的经验，我们常听说的茵栀黄颗粒或者口服液就是从古方里提取出来的方子，对于轻到中度的母乳性黄疸有一定帮助。但这个药有些孩子吃了会腹泻，所以一般会在这类方子的基础上加一些健脾药物，比如白术、茯苓等。

一般来说，母乳性黄疸对机体的损害较小，但个别母乳性黄疸出现重度黄疸时，还是建议医院就诊。个别孩子可能还是需要积极治疗，比如改为配方奶喂养或者光疗等。母乳性黄疸的孩子在停母乳喂养后，黄疸下降，如果再次母乳喂养，可能黄疸又会加重，呈一个波浪形的变化，如果黄疸没有很明显的加重，可以继续母乳喂养。

专家：何　强

## 你的宝宝睡得好吗

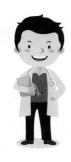

**+ 医诗说**

> 人生半边属睡眠，睡眠质量顶破天。
> 睡眠障碍莫轻视，一夜天亮赛神仙。

　　睡眠不足或睡眠中断都会对孩子身心产生不良影响，也会对孩子的行为、注意力、情绪等方面产生明显的影响，因此研究儿童和青少年睡眠相关问题非常重要。可是，宝宝的表达不会像成人一样直观和明白，家长怎样了解宝宝的睡眠情况呢？

## 宝宝睡眠Q&A

### 儿童睡眠障碍发生的原因有哪些？

　　**专家回答：** 大约有20%~30%的孩子会出现睡眠问题，这些睡眠问题的原因涵盖的范畴很宽泛，从普通的行为问题到具有遗传性的睡眠障碍都有可能。常见的影响睡眠的因素包括压力、疼痛、饮食习惯、发育过度以及一些疾病如神经系统疾病、肺部异常、心理障碍、睡眠障碍等，可出现于婴儿期、幼儿期、学前期、学龄期、青少年期各个年龄段。

## 睡眠在儿童发育中的作用是怎样的？

专家回答：睡眠过程很活跃，包括不同的"期"。在夜间，这些"期"反复循环出现并且在发育过程中不断完善。这些活跃的"期"中存在意识与反应的交替，虽然睡眠区域的神经或者生理功能仍然是未知的，但是间接的证据表明基本的神经发育过程与睡眠和注意力的调节、觉醒等相关。某种特定的睡眠疾病与睡眠—觉醒状态的成熟度和婴幼儿心理发育的相互作用有关。例如，青少年生理上需要增加睡眠，同时对学术和社会的要求也增高，这些学习会减少白天的睡眠、打断睡眠—觉醒规律，因此青少年面对的昼夜睡眠障碍节律紊乱的风险也相应增加。

## 家长如何评估孩子的睡眠情况？

专家回答：为了适当地评估和治疗有睡眠疾病的孩子，家长需要向医生提供孩子详细的睡眠情况和觉醒时的行为、既往就诊情况、家庭教养情况、心理或发育筛查以及身体的检查结果。了解孩子常规的睡眠—觉醒时间、小睡时间、上床时间、夜间觉醒时间、白天的睡眠症状、是否易怒等。另外，症状的持续时间、频率、模式最好也要提供给医生，还包括节假日的变化以及高压和特殊事件下的变化，睡觉时是否打鼾、呼吸暂停、说话、遗尿等，提供睡眠结构日记和睡眠习惯调查问卷也会有帮助。

## 婴幼儿睡眠障碍常见的表现有哪些？怎样治疗？

专家回答：6个月~3岁的孩子最常见的睡眠问题是入睡困难或难以保持整夜的睡眠状态，体温、营养状况、身体不适、过敏、父母之间的冲突等都可能导致孩子入睡困难和夜间经常觉醒。实际上，夜间觉醒在各个年龄段都很常见，只不过大孩子和成年人经常忽略这种现象。小孩子的睡眠问题通常是家长发现的，家长会非常担心孩子夜间醒来的问题，所以孩子的睡眠问题有时候也反映了家长和孩子在睡眠转型期之间的一些互动模式。家长误认为孩子夜间觉醒不太正常，因而介入孩子的睡眠转型过程，而孩子在习惯了家长的介入之后，醒后不能再单独入睡，不论夜间何时醒来，孩子都要依赖家长的帮助才能入睡，于是产生了睡眠行为问题。

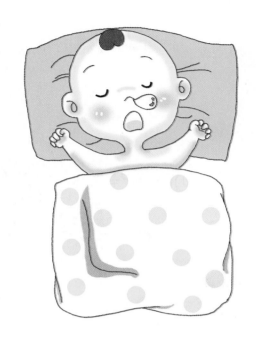

（1）单独入睡困难：夜间不依赖家长帮助而单独入睡对孩子来说是一个学习的过程。有些孩子夜间觉醒5~8次，有一部分孩子也能够自行重新回到睡眠。多数婴儿在5~7个月时能够学会单独入睡。处理单独入睡困难的关键是孩子入睡时逐渐减少家长的辅助，而且半夜醒后也不要依赖家长的辅助再次入睡。处理这个问题需要长期坚持，如果恐惧影响到了孩子，就要采取有效措施来减轻家长以及孩子的焦虑，否则，恐惧会影响孩子的睡眠，家长的担心也会影响行为干预的实施。

（2）夜间过度喂食：研究表明，有些婴幼儿夜间觉醒次数增加与夜间过度喂食有关。如果孩子夜间多次觉醒，只有喂食后才能再次入睡，应警惕是否存在夜间过度喂食的情况。处理方法就是逐渐减少夜间喂食的次数。6个月以上的孩子如果夜间觉醒3次以上容易导致睡眠紊乱，会对孩子的健康产生不良影响。随着夜间喂食次数减少，几周后孩子的睡眠习惯会得到改善，睡眠的稳定性也会逐步建立。

（3）设定限制：入睡时未给孩子设定一些限制也会导致其睡眠紊乱，常见的睡前心理斗争有喝水、听故事、上厕所、调灯光等。家长应该坚守自己设定的限制，帮助孩子养成规律的入睡习惯，可以制订阳性行为改善图或者用其他方式对孩子的按时睡觉给予鼓励。

（4）恐惧：恐惧和噩梦在儿童早期也很常见，是儿童正常发育的一部分。对于存在明显的焦虑表现的孩子，应该给予支持治疗如放松训练、脱敏疗法等，固定入睡前的限制（注意时间安排），及时对孩子的按时入睡给予正面肯定。

（5）夜惊：夜惊是常见的影响婴儿睡眠的症状，可引起婴儿在夜间哭闹。夜惊在孩子3~4个月以后会减轻，但会经常出现睡眠中断。当健康的婴儿出现无法解释的夜间哭闹就要注意是否为夜惊，家长可以寻求专业人士帮助建立教育和管理婴儿的策略。

专家：杨 文

# 宝宝睡不好可能是腺样体肥大

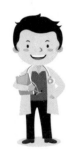

**医诗说**

扁桃体炎伴鼾声，疑是腺样体肥大。
有的放矢多观察，长期反复手术拿。

宝宝反复扁桃体发炎、上呼吸道感染，睡眠打鼾、睡眠不安甚至呼吸暂停，家长需警惕宝宝可能有腺样体肥大。宝宝腺样体肥大的发病率在逐年上升，是腺样体因炎症的反复刺激而发生的病理性增生，常与慢性扁桃体炎合并存在。一般腺样体在出生后随着年龄的增长而逐渐增大，2~6岁时为增殖旺盛的时期，10岁以后逐渐萎缩，部分孩子的腺样体增生至肥大，一经确诊，尽早的手术切除十分必要。那么，如何发现宝宝腺样体肥大？出现了如何治疗呢？

# 腺样体肥大Q&A

## 腺样体肥大发生的原因有哪些？

专家回答：各种原因均可以引起宝宝腺样体肥大。

（1）感染因素：反复的感冒、咽炎、支气管炎、肺炎或鼻炎、鼻窦炎都增加了宝宝腺样体接触病原的机会，使腺样体反复接受炎症刺激而增生。

（2）过敏因素：对过敏体质的宝宝而言，过敏反应是造成腺样体肥大的重要原因。如果宝宝有哮喘病史，需要提高警惕。如果宝宝有不明原因的打喷嚏、流清鼻涕、流眼泪、起皮疹等表现，应及时就医以除外过敏性疾病或明确过敏原。

（3）生长发育因素：腺样体在幼儿期增长迅速，生理情况下3岁时约占据鼻咽腔的1/2，5～6岁时发育达到最大，一般10岁以后开始慢慢萎缩。但是，并非所有宝宝在成年后腺样体都会发生退化，临床上会遇到一些成年人有腺样体残留。

（4）反流因素：有胃食管反流病的宝宝因为长时间胃酸反流，刺激局部组织导致腺样体的炎症反应而使之增大。

（5）环境因素：环境因素多通过增加感染及过敏机会对腺样体起作用。目前的空气状况不容乐观，一些大城市空气污染严重，雾霾频发，增加了腺样体肥大的发病机会。

## 患有腺样体肥大的宝宝会有什么样的表现？

专家回答：轻者出现流涕、鼻炎、咳嗽、中耳炎、张口呼吸、睡眠打鼾等症状，重者出现睡眠呼吸暂停、学习困难、多动，甚至影响生长发育。家长可以通过观察以下几方面来判断自己宝宝的腺样体是否肥大。

（1）面容：宝宝若长期张口呼吸，会出现"腺样体面容"（颌骨变长，腭骨高拱，牙列不齐，上切牙突出，唇厚，缺乏表情）。如果有以上改变，说明孩子的情况较严重，要尽快就医。

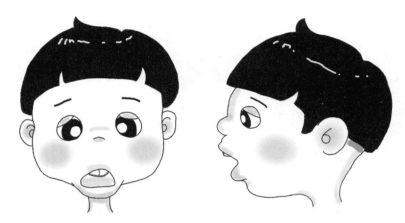

**腺样体肥大孩子的面容**

（2）耳部症状：听力减退和耳鸣，诊断为分泌性中耳炎。宝宝说自己听不清楚声音，或总听到嗡嗡的奇怪声音；或对大人说的话反应变弱，甚至伴有发热、耳痛等症状。这些均说明宝宝有腺样体肥大的可能，应尽快带宝宝就诊。

（3）鼻部症状：宝宝经常出现鼻塞及流鼻涕等症状。说话时带闭塞性鼻音，睡时发出鼾声，严重的甚至出现睡眠时呼吸暂停，这都说明宝宝情况严重。长期的睡眠呼吸暂停会影响宝宝正常的生长发育，要及时带宝宝到医院检查治疗，避免延误病情。

（4）咽、喉和下呼吸道症状：宝宝在夜间阵咳、易患气管炎，提示宝宝可能患有腺样体肥大。

在上述症状的基础上，结合医院电子鼻咽镜的直视下观察评估，就可最终确诊腺样体肥大。如果宝宝没有以上4个方面的典型表现，那么其患腺样体肥大的概率就较低。大多数腺样体肥大的患儿通过药物治疗、手术切除等手段都可以有效缓解症状，家长不用过分焦虑。

 小苹果问

## 腺样体肥大的宝宝如何治疗？都要做手术吗？

专家回答：腺样体肥大的宝宝如果由于家长的粗心或不重视延误了治疗，会因长期的上呼吸道阻塞而造成一系列的改变，如学习困难、行为改变以及生长发育受限等。因此，一旦诊断宝宝患了腺样体肥大，家长要积极、科学地帮助孩子，与宝宝共同参与治疗。

（1）生活管理：针对不同病因导致的腺样体肥大，家长需针对病因，有的放矢。例如，防止宝宝患感冒、咽炎、支气管炎、肺炎或鼻炎—鼻窦，一旦感染上述疾病，应积极治疗；过敏体质的宝宝要远离过敏原，控制哮喘；有胃食管反流病的宝宝避免餐后平卧以减少反流机会；有条件的家庭最好使用空气净化器，能有效隔离污染的空气及雾霾等。

（2）药物治疗：对于病史小于3个月、鼻塞流涕、睡眠打鼾、听力下降等症状不严重、不憋气的宝宝，可以在专业儿科耳鼻喉医师的评估后使用药物治疗。一般使用喷鼻类配合口服类药物，家长务必遵从医嘱，在严格生活管理的基础上，让宝宝按时按量用药，才能使药效最大限度发挥。对于病史3个月以上的部分患儿，药物治疗同样有效。

（3）手术治疗：对于病史较长、鼻塞流涕、打鼾憋气等症状严重、有腺样体面容或通过PSG仪明确诊断OSAHS（阻塞性睡眠呼吸暂停低通气综合征）的宝宝，如药物治疗效果不佳，就要考虑行腺样体切除术了，而这与宝宝是否处在生理性肥大时期无关。手术需要全身麻醉，但麻醉一般不会对患儿智力、精神有损伤。麻醉时在鼻内镜微创操作下切除腺样体，宝宝术后痛苦小，术后第2天就可进食进水。手术并非一劳永逸的治疗措施，如果家长没有做好宝宝的生活管理，没有治疗相应原发病，腺样体肥大有复发风险，必要时需继续用药甚至再次手术。多数腺样体肥大的患儿通过手术切除可以有效缓解症状。

总之，如果家长用心管理宝宝的生活，并听从专业耳鼻喉医生的建议，把握好保守治疗或手术治疗的适应证，宝宝的腺样体肥大就会得到理想的治疗效果。

专家：邰 隽

# 辨清小儿体质，做对家庭护理

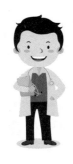

**医诗说**

大病不犯小病连，宝宝体质辨清先。
一望眼袋二望脸，再望唇色望舌尖。

不少家长苦恼于自己的孩子"大病不犯，小病不断"，并把这种情况的产生归根于孩子体质"差"。再深究一层，其实孩子体质，一半来自于先天状况，一半来自于后天不恰当的家庭护理。那么，什么样的家庭护理才是恰当的？适合孩子体质的、有针对性的护理才是恰当，网络上、电视上宣传吃什么好，就给孩子多吃，这样的护理方式必然养出"易生病"的孩子。那么，怎样才能有针对性地护理孩子呢？这就需要家长多观察孩子，了解孩子的体质，这样才能有的放矢。

## 辨清小儿体质Q&A

**人的体质不是一成不变的，即使小孩子也是如此，想要了解孩子的体质是否很难？**

专家回答：家长了解自己孩子的体质及其变化，其实并不是很难。只要掌握一些具体的方法以及观察的要点，仔细观察孩子的面部变化，可以提前发现孩子精神变差、大小便不畅、食欲不佳等指征，从而对家庭护理作出调整。

## 望诊的要点是什么？

专家回答：望诊主要有四个要点。

观察要点一：望眼睛下方颜色、眼袋。有眼袋的孩子不在少数。这种眼袋与成年人熬夜等导致的眼袋是完全不同的。一起观察孩子左右两边的眼袋，很像个"八"字，也就是说孩子的眼袋不局限在眼睛的正下方区域，而是延伸至脸颊颧骨处，有时眼下方的位置会伴有发红。这种眼袋的成因与脾胃有关。统观这类型的孩子多半胃口好，爱吃也能吃，但是，当眼袋变得明显、颜色发红时就提示我们，孩子可能要生病了，因为这意味着孩子胃火旺盛，所以尤其能吃。但是，另一方面，他们的脾脏功能不足，负担不了那么多食物的消化工作，表现在脸上就出现了眼袋。

需要注意的是，每个孩子的健康基线不同，我们的观察也应建立在孩子的基线上观察其变化。例如，有眼袋的孩子意味着脾胃功能不调，这是一种体质但不是疾病，只有当眼袋纹理加深、变长到一定程度时才会生病。至于什么程度才会发病，则依靠家长的细心观察，或者结合后面几个要点来互相参考。

孩子出现上述情况，家长应采取的措施首先是控制孩子的饭量，不要任凭其吃撑，增加蔬菜、五谷杂粮的摄入，减少高蛋白、高热量食物及水果等生冷食物的摄入，多喝水，保证充足睡眠；另一方面，为孩子做最简单的捏脊（捏后背即可），坚持每天3~5遍。如果不做上述预防工作，孩子会1周左右出现食欲降低、精神变差，再过两三天便出现咳嗽、发热等感冒症状。也有的孩子不出现食欲和精神变差的阶段，直接进入感冒状态。

观察要点二：望脸色。健康的孩子脸色有的偏白、有的偏黄、有的偏红，或者白里透红、黄里透红，虽然颜色不同代表着他们先天体质的差异，但都有一个共同点，就是面色柔和、有光泽，透出的色泽也是含蓄的。孩童的面色应该是最好看的，就像优质的皮革散发出的幽幽的光芒，这说明孩子的脏腑功能协调，气血精华能荣养面部。但是，当孩子快生病时，脸色会变得不再柔和，缺少光泽，表现出生硬甚至是一块块的颜色。有经验的老人常说某某孩子脸色"发锈"。比如，两颊黄一块红一块，肤色不均；又比如白中透出青色，或者在额头、口周出现青色。不同的脸色说明不同的问题，发青说明孩子有受凉的情况，发红则说明内热，红黄混杂则说明湿热内盛。内热重的孩子需要多喝水、多吃蔬菜、多休息，少吃零食、煎炸等易致上火的食物；有着凉情况的则需要适度保暖，尤其注意夜间不要受寒。

观察要点三：望舌色。舌头正常为淡红色，上面覆盖薄薄一层白色舌苔。如果发现孩子舌色越发变红，说明孩子内热旺盛；如果舌苔越来越厚，说明孩子有积食现象，或过度进食生冷食物；如果舌苔不但变厚而且发出淡黄色，甚至在厚舌苔中能看到小红点，那么说明孩子湿热内盛，这种情况就离生病不远了，要从饮食上加以预防。首先就要避免孩子过度进食生冷、油腻食物，让孩子清淡饮食，喝些杂粮粥，适当吃一些山药、白薯等以健脾消积。

观察要点四：望唇色。每个孩子的唇色深浅本就不同，只有自己跟自己比才有判断的价值。当孩子唇色变得越来越红时，孩子的内热就在加重，特别是孩子高热时，嘴唇的颜色也尤其鲜红，当孩子内热清了，烧退了，唇色自然恢复常态。但是，如果孩子高热，唇色却发紫色，就要特别小心了，有可能出现惊厥或心脏问题，需要及时就医。也有孩子在感冒时，唇色并不特别红，跟平常没什么两样，只是有点发干，这说明他们的内热不是特别重，可能只是积食、痰湿重，或者孩子有着凉的情况。可以参考上述饮食方法进行护理。

**仔细观察发现孩子可能患病，但只是饮食和作息上的护理是不是不够？**

专家回答：是的。对一部分孩子来说，即使我们提前十几天发现他们将要出现问题，但只是饮食护理往往是不够的。其实，孩子每隔3~6个月感冒一次是完全正常的，他们在每一次感冒、发热的过程中完善自身的免疫系统。随着孩子年龄的不断增长，其感冒频率也会逐步下降，最终保持每年1~2次感冒，这正是身体排毒的好机会，无须回避。但是，不要每次孩子感冒就过度使用抗生素、退热药，这些方法是会让症状好转，但是对于孩子的免疫系统也是一种压制。免疫系统的功能得不到很好发挥，病后的孩子脸色还是会不好看。

不少家长认为中药退烧慢，其实不然，对的中药不但能有效控制发热、咳嗽症状，也能让孩子的正气得以恢复。只有正气恢复、脏腑功能协调，孩子的脸色才会好看起来，这才是从根本上的好转。中医用药一看症状是否减轻，二看孩子脸色是否好转。症状有可能被一些有止咳、退热功效的药物掩盖，但是脸色却是无法作假的，所以这才是孩子体质得到恢复的"黄金指标"。

专家：郭轶君

# 如何为新生宝宝做清洁

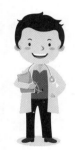

**✚ 医诗说**

宝宝呱呱来人间，学好护理当优先。
全身清洁有方法，消毒脐带莫感染。

新生命诞生的惊喜过后，"菜鸟"妈妈们不免有些惊恐："天哪！我该如何摆弄这个小家伙呢？"妈妈会发现，就连清洁这样简单的事情，放在这个刚刚到来的小生命身上都变得如此复杂！

在出生后1~2个星期，脐带残端还未脱落前，宝宝还不需要真正意义上的洗澡。这段时间里可以用毛巾轻轻擦拭宝宝的脸和手，并且每次在更换尿布时清洁生殖器部位。一旦宝宝的脐带残端已脱落，就可以开始用浴盆帮宝宝洗澡了。

**给新生宝宝清洁前，爸爸妈妈需要做哪些准备工作？**

**专家回答：** 新生儿十分娇嫩，清洁时对其所处环境也有一定的要求。适宜的温度、柔和的光线、专用的清洁用品等，妈妈们都要为刚出生不久的新生儿考虑到。室内温度要在24℃~26℃。光线要自然、柔和，以便观察新生儿的皮肤状况，如是否出疹子或是皮肤有损伤等。环境要安静、清洁，尽量减少在场人数。如果妈妈还不能熟练掌握新生儿清洁的方法与步骤，可以请爸爸或其他人来协助。给宝宝清洗的水温以36℃~38℃为宜。

妈妈要为新生儿准备一套专属的清洁用品，如婴儿澡盆和毛巾。清洁时以及清洁后需要用到的东西都要在准备工作中提前预备好。例如，清洁时会用到的棉签、毛巾、婴儿油、婴儿专用洗液等，清洁后需要用到的毛巾、爽身粉、衣服等。

## 如何给宝宝全身各部位做清洁？

**专家回答：** 总体来说，给新生儿清洗顺序一定是从上往下的。如果是不熟练清洁方法的新妈妈，可以找个人协助一起给新生儿做清洁护理。

（1）头发：在清洗新生儿头发的时候，有两点需要注意：一个是耳孔，另一个是眼睛。妈妈在洗头发时，要按住新生儿的耳孔。清洗后，要用柔软的干毛巾立即擦干头发上的水分。新生儿的头相对比较大、皮肤比较薄、散热比较快，若清洁后没有马上擦干，很容易着凉。

（2）眼睛、耳孔：新生儿眼睛的清洁要从眼内侧到眼外侧，用干净柔软的毛巾轻轻擦拭。在清洁耳孔的时候要注意清洁耳道外部，耳后的褶皱处往往也是妈妈们容易忽略的地方。因为新生儿的代谢比较快，汗和皮屑等代谢产物若不能及时清洁，会刺激此处的皮肤，导致发红、出疹等症状。

（3）鼻腔：对于鼻腔中浅处的分泌物，妈妈们可以用棉签轻轻地蘸出来，但不要试图用手去清理。不建议妈妈清洁新生儿鼻腔深处的分泌物，因为非专业人员在清洁较深处分泌物时，很容易刺激到新生儿娇嫩的鼻黏膜。

（4）颈下：新生儿颈下是褶皱最多的部位之一，所以对于颈下的清洁也是至关重要的。妈妈在为新生儿清洁颈下时，一定要将颈部撑开。方法是：用手部虎口托住新生儿的颈部，使颈部呈伸开状，这样可让新生儿颈部的皮肤充分暴露，用清水撩洗后，要立即蘸干。夏天可以在颈下用些婴儿爽身粉，但一定要少量，因为过量的爽身粉会和新生儿的汗液混合，对皮肤造成刺激。

（5）上身：对于上身的清洁护理，妈妈特别要注意新生儿身体的褶皱处，如腋下、颈后的皮肤，若不注意清洁，则易出现感染、糜烂等症状。

（6）腹股沟：腹股沟是容易藏匿脏东西的地方，特别是在新生儿排尿和排便后，一定要注意腹股沟的清洁并保持干燥。

（7）骶尾处：骶尾处也一定要注意清洁，若发现有排泄后的残留物，不易用清水冲洗掉，可以用婴儿油清洗。清洗时应注意动作要轻柔。

（8）指甲：有些妈妈认为没有必要给新生儿剪指甲，但是新生儿的皮肤很嫩，很容易被指甲刮伤，所以建议定期给新生儿剪指甲，做好指甲的清洁护理。建议在新生儿睡觉的时候为其剪指甲，可以避免因哭闹而使孩子意外受伤。

（9）脐带：不要用纸尿裤或是其他任何东西遮盖新生儿的脐带，遮盖物会造成脐带的不清洁。清洁脐带要用医用酒精，清洁时要彻底，尤其注意脐带的根部。有些妈妈不敢为新生儿清洁脐带根部，但若不清洁彻底会诱发脐带炎，严重时更会导致败血症。

（10）小屁屁：对于小屁屁的清洁，男女宝宝是不太一样的。男宝宝在排泄后，一定要注意龟头的清洗，但对于新生儿，妈妈并不必将包皮翻上去清洗。女宝宝则要注意肛周的清洁，清洁时要按照由上往下的顺序，同时还要注意大小阴唇的清洁。无论是男宝宝还是女宝宝，都不宜在外生殖器处使用爽身粉。

## 给宝宝全身清洁后，妈妈应注意些什么？

**专家回答：**给宝宝清洁后，妈妈应用柔软的干毛巾及时将新生儿全身蘸干，以免着凉。不要用毛巾擦新生儿，以免对新生儿娇嫩的皮肤造成损害。蘸干宝宝身上的水之后，妈妈要用干毛巾将宝宝包起来。

然后，给宝宝穿衣。给新生儿穿衣服的时候要分步骤，衣服应该是在清洁之前准备好的。如果新妈妈没有经验，一个人忙不过来，可以找爸爸或是长辈协助。

新生儿身体很软，特别是颈部的肌肉还无法支撑起大大的头，所以在给新生儿穿脱衣服时要特别注意。上衣最好不要选择套头的款式，应该选择前开襟的和尚服。在给新生儿穿衣服时，先将衣服平放在床上，拉开前襟，一只手扶住新生儿的头，一只手扶住新生儿的腰，将其平放在衣服上；然后把新生儿的胳膊放入衣袖，妈妈的手从外面放入衣袖，抓住新生儿的手，并从衣袖中拉出；最后合上前襟，系上带子。

新生儿穿好衣服后，妈妈要及时给新生儿补充些母乳。有些妈妈习惯在清洁前喂哺宝宝，这种做法是不对的。对于喝配方奶的新生儿，在清洁完成后，可以适当地给宝宝补充些水分。

**怎样护理宝宝的脐带？**

专家回答：脐带残端可能一直存留到出生后1~3周，在它脱落之前要保持它的清洁。每次换尿布时可以用浸了酒精的棉花擦脐带周边，这样有助于脐带的愈合。注意不要让尿布摩擦到宝宝的脐带，可以直接剪去尿布上端的部分。

脐部稍有出血是正常现象，通常无须担心。如果肚脐看起来红肿，流出的物体有异味，这时应及时去看医生，看脐部有无感染。

在脐带残端脱落之前，妈妈可以用海绵帮宝宝洗澡，这样他的肚脐就不会很湿。脐带完全脱落后就可以正常洗澡了。

专家：马　扬

## 宝宝喝水你懂吗

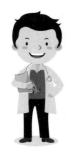

**✚ 医诗说**

成人一日八杯水，儿龄相异分层大。

褓褓岁半甘露滋，饮水节律似花蕊。

在没有养成良好的生活习惯前，很多小孩子都是冷了不知加衣、热了不懂脱衣，就连嘴巴干了也不知道要喝水。特别是男孩子，把灌满水的水壶给他背到学校去，常常是放学后一滴不动地背回家，嘴唇却干得翘起皮来。

那么，宝宝应该怎么喝水呢？

# 宝宝喝水Q&A

小苹果 问

## 宝宝喝水和成年人一样吗？

专家回答：不一样。成年人喝水的常识与宝宝是不同的。通常说来，成年人一天需饮八杯水，但因为水果、蔬菜、高汤等食物都是含水的，所以八杯水并非一个固定的量，但宝宝每天的摄水量就不需要这么多了。

不同年龄段的宝宝，每日对水的需求量是不同的。6个月~1岁的宝宝，每天需水量在0.9升；1~4岁的宝宝，大约是1.3升；4~7岁的宝宝，每天要喝1.7升左右。如果宝宝当天运动量特别大，多补充一些水分也是必要的。天气炎热出汗量多时，也要多喝水。母乳喂养的宝宝6个月内不需饮水，但配方奶喂养是需要喂水的。

另外，水分很多种，自来水、井水、矿泉水、纯净水、蒸馏水都是水，那喝什么水最好呢？我们认为最好的是烧开后的水。

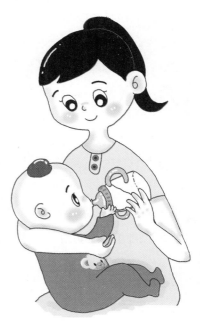

**宝宝喝水有讲究**

## 宝宝多大能开始喝水？

专家回答：虽然水是对人类最健康有益的饮品，但也不意味着宝宝从一出生就能喝水。一般说来，半岁以内的宝宝，母乳中的水分就足够了；6个月以上的宝宝，会逐步添加辅食，此时也可以适当给宝宝喝点水，但不宜过多。

## 宝宝最好在一天的什么时间喝水？

专家回答：以下时间段不推荐宝宝喝水。

不推荐时间段1：饭前1个小时内或者吃饭时。不推荐宝宝在这个时间段大量喝水，因为宝宝的消化能力一般比较弱，饭前和饭中大量喝水，会冲淡胃液，影响消化。

不推荐时间段2：剧烈运动后。经过了高强度的运动之后，身体细胞处于剧烈缺水的状态，猛然补水过多，会让细胞吸水膨胀。

以下时间段适合宝宝喝水。

推荐时间段1：宝宝最好在两餐之间喝水，少量多次。一定不要等到口渴了再喝水，因为这个时候身体已经缺水，受到了一定程度的伤害。

推荐时间段2：早上起床空腹时。睡眠时的隐形出汗和尿液分泌会损失很多水分，就算起床后没有口渴的感觉，体内仍然会因为缺水而使血液黏稠，这时饮用一杯水可以降低血液黏稠度，增加循环血容量。

专家：张　娟

# 男宝宝私处的难言之隐

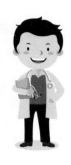

**医诗说**

男儿私处烦恼说，撸皮清洗每日做。
包皮过长当手术，一刀切去羞与魔。

很多男宝宝都有包皮的问题，这就要求家长学会正确处理男宝宝常见的私处问题。

## 男宝宝包皮Q&A

**男宝宝包皮的正常表现及如何护理？**

专家回答：婴儿期男宝宝的包皮一般都是完全包住龟头的，这种包茎是生理性的。此时小儿包皮与龟头之间有纤维粘连，包皮可以保护龟头，使尿道口避免刺激和损伤，所以这是一种自我保护机制。有些男宝宝的包皮内有黄豆大小的块状突起，或翻开包皮时有白色皮脂样物溢出，这是一些包皮内的分泌物及脱落的表皮，家长不用过于担心。

包皮都包着龟头，其内温度高、湿度大，易于细菌繁殖，加上包皮有分泌物，因此是重要的清洗部位。家长要经常将孩子的包皮轻轻翻开，暴露出龟头，用洁净温水清洗。清洗时，动作要轻，忌用含药性成分的液体和皂类，以免引起外伤、刺激和过敏反应。清洗后，要轻轻擦干，将包皮轻轻翻转回去。

113

## 男宝宝包皮问题有哪些？家长该如何处理？

**专家回答：** 若宝宝排尿时包皮膨起呈气球状，甚至造成排尿困难，就需要进行包皮口扩张了。随着宝宝的年龄增长以及阴茎的发育，包皮内纤维逐渐吸收及分离，包皮口逐渐松弛，包皮逐渐能上翻显露龟头，所以6个月后的宝宝可以于每日清洗外阴后，由家长用手指上翻（俗称撸）包皮，并逐渐扩大上翻的幅度，坚持每日进行，使包皮口扩大变松，基本上达到包皮上翻显露出龟头即可。这就是包茎慢性手法治疗，但要特别注意以下几点。

（1）每次上翻的幅度不宜过大，以免引起疼痛和出血。

（2）每次包皮上翻清洁后，均应及时翻下复位，以免出现包皮嵌顿。

（3）刚刚露出的龟头特别敏感，应避免粗暴手法清洗，可改为泡洗或轻轻沾洗。如果在治疗的过程中宝宝的包皮口出现破损、出血，家长也不必紧张，可以用3%硼酸溶液或康复新液外洗，然后在破损的地方涂抹少许金霉素眼膏就可以了。

对于一些经手法治疗后包皮口无狭窄但粘连不能松解的宝宝，可行包皮分离术。包皮分离术可在门诊进行，由医生手法剥离包皮与龟头的粘连。由于儿童龟头神经末梢很丰富、感觉非常敏感，分离包皮过程中可产生瞬时剧痛，宝宝会非常恐惧，哭闹挣扎，难以接受，甚至会留下痛苦的记忆，日后拒绝清洗，并有一定的心理障碍。为此，在进行包皮分离术时可采取适当的麻醉止疼措施，麻醉方式可以是局部麻醉，也可以是吸入麻醉，以减少治疗对孩子的刺激。

对于包皮口特别狭窄至学龄期包皮仍不能上翻的孩子，以及反复包皮炎症导致包皮口瘢痕狭窄的孩子，应考虑行包皮环切术。若龟头能完全显露，但在阴茎勃起时包皮仍覆盖龟头，则为包皮过长。由于包皮长，孩子排尿时尿液受到阻挡，尿线的方向出现偏差，容易尿湿裤子；或是排尿后包皮内会残存少量尿液，随孩子活动而流出，浸湿裤子、刺激周围皮肤，从而出现湿疹。包皮过长也可以通过包皮环切术来进行治疗。

专家：包　楠

## 冬季宝宝娇嫩皮肤的4大天敌

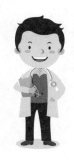

✚ **医诗说**

皮肤冬敌有四大，痱子冻疮皲裂干。

日寒保暖莫过头，鲜蔬补水嫩可弹。

冬季里，宝宝滑嫩的肌肤容易干燥受损。那么，哪些皮肤伤害是需要在冬季里重点攻克的呢？

## 冬季皮肤4大天敌Q&A

### 宝宝嘴唇干裂的表现及防范策略有哪些？

**专家回答：**嘴唇干裂是由于秋天干燥，嘴唇水分蒸发增多，又得不到及时补充导致的。特别是小宝宝身体抵抗力较低，体内多种维生素缺乏时嘴唇皮肤的细胞很容易凋亡，形成细碎的竖条状裂纹，出现嘴唇干裂的情况，严重时可累及宝宝嘴唇皮肤的真皮层，导致毛细血管破裂，出现嘴唇出血的现象。当宝宝嘴唇干裂时，可能会因为疼痛而咧嘴哭闹，而哭闹时张力的破坏作用可导致宝宝嘴唇的裂口进一步扩大，反而加重了疼痛感。

有的宝宝因为感觉到干燥的嘴唇不舒服，便会用舌头去舔干裂处，试图通过唾液局部湿润干燥的嘴唇。但事实上，唾液并没有很好的滋润作用，水分很快又被干燥的环境带走，造成宝宝再次去舔。久而久之，宝宝就会形成经常舔嘴唇的习惯，这样不仅会造成嘴唇干燥的范围扩大，还有可能形成舔舐性的唇炎。舔舐性唇炎的典型症状通常表现为：沿着嘴唇边缘，呈现出圆圈状分布的红肿干裂。

防范对策：适当多给宝宝喂水，通过多进食蔬菜水果等补充多种维生素和水分。已经干裂者，要制止宝宝用舌头舔吮嘴唇，并及时向医生求助，可以适当应用儿童专用的润唇膏。妈妈给宝宝吃鱼肝油时可涂一些在宝宝唇上，或者用茶油也有不错的效果。为了保持嘴唇的湿润性，可在宝宝睡觉前涂上润唇膏，一夜的滋润作用可以帮助宝宝的嘴唇在白天保持湿润。

## 宝宝痱子的表现及防范策略有哪些？

专家回答：不少人误以为痱子只发生在炎夏，其实不然。痱子不是夏天的专利，有些家长担心孩子挨冻而保暖过头，把孩子捂得严严实实，加上孩子皮肤的汗腺和血管都尚处于发育中，散热功能较差，故当环境温度升高时，皮肤难以及时调节体温，这样汗出不畅同样会导致痱子的发生。

宝宝起痱子是由于毛孔被堵塞引发的急性炎症性皮肤病。宝宝起痱子时，皮肤上会出现针头大小的红色丘疹或丘疱疹，且密集成片。其中，有些丘疹的主要表现呈脓性且伴有强烈的痒感，多发生在宝宝的颈部、胸背、肘窝、腘窝等部位。

防范对策：既要给孩子保暖，又不要穿得太多。宝宝的衣服宜选用吸水透气的纯棉服装，贴身衣服不要穿颜色鲜艳的化纤服装。活动中要及时用柔软的小毛巾擦拭汗液，保持皮肤干爽。

## 宝宝皮肤皲裂的表现及防范策略有哪些？

专家回答：冬季空气干燥，气温低下，与宝宝的体温相差较大，容易引起宝宝皮肤失水、干燥，进而导致皮肤起皱、发红、脱屑，甚至出现裂口。皲裂是指在手部、足部的皮肤出现的可深达皮肤肌层的皮肤裂隙性疾病，在老年人和成人更为常见，多发生在手部和足部。由于这些部位经常暴露在外，所以最容易受到干燥的影响。

防范对策：要注意给宝宝补水，以白开水为佳，少喝果汁型饮料。如果宝宝嘴唇已经皲裂，先用暖湿的小毛巾敷在嘴唇上，让嘴唇充分吸收水分，然后涂抹润唇油，同时要让宝宝多吃新鲜果蔬。一旦宝宝的小手皮肤出现皲裂，可先把小手放入温水中浸泡几分钟，待皲裂的皮肤软化后，再用无刺激的香皂洗净污垢，擦干后涂上护手霜。

## 宝宝皮肤冻疮的表现及防范对策有哪些？

专家回答：寒冷与潮湿两种因素结合在一起可造成皮肤血管发炎，形成冻疮。冻疮和皲裂不同，它是由于皮肤长期或短期极度暴露在寒冷潮湿的环境中形成的，是一种以皮肤发红（初期）或暗紫（后期）溃烂为表现的炎症性皮肤病。

皮肤冻疮在我国长江以南无供暖区域和东北三省环境温度极低的地区多有发生。宝宝皮肤的含水量大于成人，更易发生冻疮。

防范对策：

（1）父母应注意在宝宝的日常饮食里多添加维生素及脂肪含量丰富的食物，如牛奶、猪肉、蛋黄、动物内脏、胡萝卜等。

（2）外出时，应注意保护容易生冻疮的部位，如手、脚和脸部。外出前可给宝宝的脸部抹上一层薄薄的儿童护肤霜，并按摩一下小脸蛋，再戴上手套，穿上柔软舒适的棉鞋。

（3）有意识地锻炼宝宝的抗寒能力，如多带宝宝去户外活动等。若开空调，不要将温度调得太高，要逐渐缩小室内外的温差，以免骤冷骤热引起皮肤冻伤。如果皮肤已经冻伤，应及时向医生寻求帮助。

专家：段建华

## 用眼习惯养不好，近视眼就逃不了

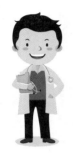

**+ 医诗说**

用眼习惯养不好，近视眼就逃不了。

三一三要五不看，纠正假视人更俏。

眼睛是人类"心灵的窗户"，戴上眼镜，好比给美丽明亮的窗户装上了厚厚的窗帘。如果眼镜度数高的话，对生活的影响也是不小的。那么如何从小孩子开始就保护好视力呢？

## 保护视力Q&A

小苹果 问

**在儿童保护视力的常识中，除了"三个一"，还有哪些地方需要注意？**

专家回答：在儿童保护视力方面，"三个一"是指眼离本子一尺、手离笔尖一寸、胸离桌边一拳。除了"三个一"，还有"三要"和"五不看"。

"三要"：读书写字的姿势要正确；看书写字40分钟后要到室外活动或向远处眺望一会儿；要认真做眼保健操，所按穴位要准确。

"五不看"：不要在暗弱光线下和直射的阳光下看书写字；不要躺在床上、在公共汽车上或走路时看书；不要看字体过小、字行过密、字迹印刷不清的读物；做作业不要用淡色铅笔；不要看电视时间太久。

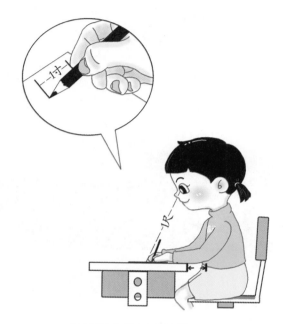

保护视力的正确姿势

## 如果孩子已经近视了，该如何矫正视力？

专家回答：孩子的近视常分假性近视和真性近视。孩子近视了可以先带孩子到医院眼科做散瞳验光检查，得出正确的度数。

如果是假性近视就不需要戴眼镜，平时应注意用眼时间。

（1）不要长时间使用眼睛，学习、看电视、玩电脑连续时间不能超过40分钟。

（2）用眼后应及时休息5~10分钟，向远处眺望或做眼睛保健操。有些儿童近视发现得早，通过一些护理是可以再次恢复正常的。

（3）我们常看到各种"滴药水治近视"的广告，其中主要成分是阿托品。我的意见：阿托品滴眼液通过松弛睫状肌，使晶状体扁平、屈光度减小，这样正好可以治疗由于睫状肌持续痉挛收缩而引起的晶状体变凸、屈光度增大等变化，将假性近视眼矫正到正视状态，但其对真性近视的治疗却没有效果，而且在不确定药水质量可靠的情况下，最好不用。

如果是真性近视就是不可逆的，需要戴角膜塑形镜控制近视发展，等到18岁后再考虑近视手术矫正近视。近视矫正手术一般适合于升学、参军、运动员、公务员以及对外貌要求比较高的孩子。

专家：段建华

## 春节出游巧选择

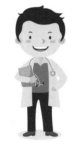

**医诗说**

一年一度闹春节，风光流水意安全。
出门药品需常备，小心驶得万年船。

春节是中国最隆重、最热闹的传统节日。随着物质生活的改善，儿时期盼的穿新衣、吃年夜饭、放鞭炮似乎失去了对孩子的吸引力。出游，正逐渐成为春节长假的主流休闲方式。年轻的家长也越来越愿意带着自己的宝宝享受"在路上"的感觉。那么，怎么让宝宝适应长途旅行？宝宝在路上病了怎么办？

# 春节出游巧选择Q&A

小苹果

## 交通工具如何巧选择？

**专家回答：** 自驾、乘火车或飞机是最常见的长途旅行方式。对于3岁以下抵抗力和适应性较弱的宝宝，不建议频繁进行长途旅行。如果大人已经计划带上宝宝开始他人生中的第一段长途旅行，那么在选乘各种交通工具时一定要注意以下几点。

（1）自驾：安全问题最重要，最好能把宝宝放置在专用儿童汽车安全座椅上，座椅应该固定在汽车后排座位上，座位旁应有成人看护。不建议成人抱着儿童坐在副驾驶座位上，因为一旦发生交通事故，副驾驶座位的安全气囊能够很好地保护成人免受致命伤害，但是安全气囊不但不能保护儿童生命，相反会对儿童造成致命的窒息。此外，教导孩子不要将手和头伸出车窗外，以免错车时发生危险，这也是自驾旅行时应该注意的。

（2）火车：火车的活动空间相比汽车和飞机要宽敞一些。需要注意的是，上下火车时，站台和火车车厢的空隙处较大，孩子的脚容易卡在里面，所以记得上下火车时一定抱起宝宝。

（3）飞机：关于飞机出行，很多家长的疑问是多大的孩子可以坐飞机。其实，出生后的宝宝就可以坐飞机，但不同航空公司可能对能坐飞机的宝宝年龄有不同要求。我国民航总局规定出生2周后宝宝就可以乘坐飞机。由于飞机在起飞和降落时气压变化较大，会对宝宝的耳膜造成压力，因此家长应该为宝宝准备好奶瓶或水瓶，在飞机有气压变化时，通过哺喂宝宝让他有吞咽动作，从而缓解耳部不适的症状。

小苹果

## 必备物品如何巧选择？

**专家回答：** 春节你的目的地是哪里？飞往温暖的南方还是继续向北到冰雪的世界？对于宝宝，突然的气候和地域、饮食变化容易造成呼吸道感染或者消化道疾病。出门前先查查天气预报，根据目的地的天气状况给宝宝带足增减的衣物。充分利用机场换衣间或者旅馆作为及时更换衣物的场所，避免宝宝被捂到或者被冻到。

此外，一旦宝宝在路上病了，为了避免措手不及，出门前打包时记得带上常备小药箱（见"宝宝出游小药箱"一节）。

## 旅途游戏如何巧选择？

专家回答：长途旅行总有一些无聊时光，一般来说，宝宝会被窗外的景物所吸引，但宝宝的注意力集中时间很有限，家长要时刻给他新的刺激，提醒他哪里有新鲜的东西。窗外流动的景物对宝宝视力的锻炼会有好处，但不要让宝宝在颠簸的交通工具里看书或平板电脑、手机等。对于年龄小的宝宝，在他烦躁时可以通过抚摸他的全身使他安静下来。对于大年龄的宝宝，可以通过和他玩拍手或者唱歌等游戏安抚他的情绪。轻柔的音乐可以让宝宝安静，是很好的催眠工具。

## 休闲零食如何巧选择？

专家回答：出门在外，时间往往不好掌控，但还是希望尽量保持宝宝的饮食规律。在路上，新鲜事物很多，宝宝往往由于很兴奋而影响了胃口和消化。因此，旅行时要给宝宝选择相对清淡的饮食，同时配合多饮水。对于当地美食，一定要慎重选择海鲜和热带水果或者大鱼大肉，这些对于脾胃相对薄弱的宝宝是不适合的。宝宝不比成人，不耐饿，需要加餐。加餐的食品可以选择酸奶（1岁以上的宝宝）、小饼干、柔软面包等容易消化的食品，不宜选择薯片、肉类等不易消化的食品。

专家：段建华

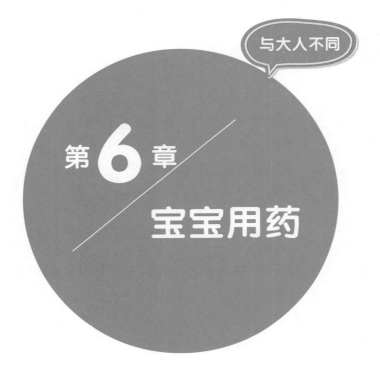

与大人不同

第**6**章

宝宝用药

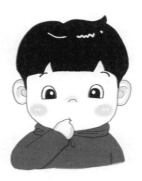

宝宝生病需要用药时，家长要认真阅读药品说明书上的用药禁忌，以及药品的适应证和剂量，并在专业医生指导下使用。

## 宝宝应用抗生素须谨慎

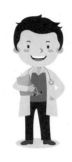

✚ 医诗说

感冒必吃消炎药？感染重症依然扛？

极端态度不可取，合理用药是良方。

抗生素非猛如虎，足量足时遵医嘱。

病毒感染或不用，细菌感染头孢素。

经常有家长在宝宝感冒时就给他吃消炎药，发热时就给他输抗生素，而症状一好转就立即停药，没有做到按时按量服用；或者说，坚决抵制抗生素，孩子感染已经很重了，依然扛着。那么，宝宝感冒是不是一定要吃抗生素？抗生素是不是越高级越好？是不是静脉用药比口服药好？是不是不发热了就可以停药了？若没有做到按时按量用药有什么危害？

## 宝宝应用抗生素Q&A

### 宝宝常用抗生素的分类如何？

专家回答：狭义的抗生素，在老百姓白话里就是消炎药。抗生素的种类繁多，从应用途径上分为口服药、静脉用药，部分皮肤或者软组织感染会用到局部外用抗生素，如红霉素软膏、金霉素软膏等。按照抗生素不同的作用机理，可以分为β－内酰胺类抗生素、大环内酯类抗生素、氨基糖苷类抗生素、青霉素类抗生素等。目前市场上出现了更高级别的抗生素，如䓫唑烷酮类。

如何正确使用抗生素其实对于医生自身来讲也是一个高精尖的学问，不同疾病、不同年龄人群应用抗生素方法均不尽相同，是一两句话难以解释清楚的。合理使用抗生素最好是有恰当的适应证、药敏试验的指导，以及治疗效果的反馈来判断是否真正合理。

## 抗生素滥用的后果是什么？

专家回答：对于个体而言，滥用抗生素主要是造成自身菌群紊乱，导致抗生素相关性腹泻等。正常菌群遭到毁灭性打击，重新建立需要时间，这段期间机体抵抗力低下，容易造成各种感染。从宏观角度讲，为什么抗生素是处方药？为什么药店要求有医生的处方才能购买抗生素类药品呢？目的就是严格控制抗生素的使用，防止滥用。

## 合理使用抗生素的原则是什么？

专家回答：使用抗生素应遵循以下3个原则。

（1）遵照医嘱，正确选择抗生素。

（2）足量、足疗程。

（3）认清使用方法：口服药需要知道服用次数、剂量，口服还是饭后服；有没有和其他药物的配伍禁忌；如果同时服用益生菌，需要间隔相应的时间。

## 宝宝呼吸道或消化道感染要用抗生素吗？

专家回答：呼吸道感染分为上呼吸道、下呼吸道感染，上呼吸道感染包括鼻炎、咽炎、扁桃体炎、喉炎，下呼吸道感染包括气管炎、支气管炎、肺炎等。上呼吸道感染多数为病毒感染造成的，如鼻病毒、流感病毒、副流感病毒等。如果单纯为病毒感染引起的发热、流涕、打喷嚏、咳嗽等，是不需要应用抗生素的。早期如果进行血常规检查，通常结果为白细胞总数不高或轻度升高，甚至有一部分患儿会减低，其中中性粒细胞比例减低、C反应蛋白不升高或者轻度升高。这个时候对症治疗即可，主要是针对鼻塞、流涕、发热等症状。但是，如果症状持续数天仍伴有发热甚至更高的体温，清涕转为黄涕，就需要复查血常规等检查，来判断是否合并细菌感染，因为病毒感染后造成呼吸道屏障功能破坏，细菌就可能趁机作乱。这个时候应由医生来判断是否需要应用抗生素，而抗生素治疗的原则是先口服后静脉、尽量避免局部用药。

消化道感染也是宝宝的常见病，其中轮状病毒性肠炎也不需要应用抗生素。如果是细菌感染引起的肠炎，应尽早进行病原学检查，如大便培养等，并根据不同部位常见病原的不同而经验性选择抗生素。消化道感染一般用三代头孢菌素。如果患儿一般情况良好，可以使用口服制剂。

小苹果 问

## 宝宝不宜使用的抗生素有哪些？

**专家回答：** 家长要认真阅读药品说明书上的用药禁忌。对于宝宝的一般感染，喹诺酮类、四环素类、氯霉素、氨基糖甙类等都不宜使用，因其会导致软骨发育不良、牙釉质发育问题，引起再生障碍性贫血、听力损伤等问题，但对于一些特殊的感染，尤其是耐药菌的感染，此类抗生素中的一些产品也可以应用，但要严格掌握适应证和剂量，在专业医生指导下使用，并进行严密监测。

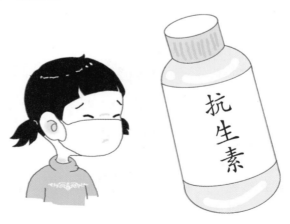

**感冒慎用抗生素**

专家：郭　欣

# 小儿推拿：让宝宝远离药物治疗的绿色方案

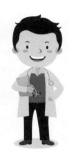

**✚ 医诗说**

疏经通络调气血，平阴衡阳点脏腑。

小儿手法有其功，轻柔平实达病处。

　　如今随着人们健康理念的更新，更多的家长开始关注一种纯绿色疗法——小儿推拿，而且该疗法已成为国际儿童保健、治疗的重要方法之一。

## 小儿推拿Q&A

小苹果 问

### 小儿推拿可以起到什么作用？

　　**专家回答：** 所谓小儿推拿，是以中医辨证理论为基础，通过穴位点按推拿、调节脏腑、疏通经络、调和气血、平衡阴阳的方式来改善儿童体质、提高机体免疫力的一种保健、治疗方式。小儿推拿是纯绿色疗法，可替代部分化学药品，减少化学药品毒副作用，增强孩子机体的自然抗病能力，预防病毒侵蚀和滋生，达到有病治病、无病保健的目的。

## 小儿推拿适合治疗哪些疾病？

**专家回答：**推拿治疗小儿疾病的范围较广，一般常见病症都能通过推拿手法进行治疗。小儿感冒、发热、便秘、泄泻、腹痛、呕吐、咳嗽、疳积、遗尿、惊风等如能及时进行推拿治疗并治疗得当，疗效较为显著。

## 小儿推拿的注意事项是什么？

**专家回答：**小儿推拿手法多种多样，虽然有的手法在名称上和成人一样，但是具体操作时却有所差异。小儿脏腑娇嫩，形气未充，肌肤柔弱，耐受力差，不易竭力攻伐，手法要轻柔渗透，适达病所，刺激强度要适宜。

小儿推拿禁忌证：对于一些急性的或有高热的传染病，或脏器有病变如肺炎、结核，推拿按摩只能配合治疗。如果患有急性化脓性阑尾炎、肠穿孔、胆道蛔虫引起的胆囊炎，发病急，宜速转院急诊，绝不能应用按摩而延误病情。骨折、皮肤皲裂、溃疡病患儿也不宜推拿治疗。

## 小儿捏脊的作用是什么？什么时候适宜捏脊？

**专家回答：**捏脊的作用有调理气血、调整阴阳、调理脏腑，提高小儿免疫力及疾病抵抗力。所谓捏脊，就是双手沿着脊柱的两旁，用捏法把皮捏起来，边提捏，边向前推进，由尾骶部捏到枕项部，重复3~6遍。小儿出现感冒、咳嗽、积滞、厌食、消化不良、反复夜啼、睡眠不安、遗尿、多汗等都可以尝试捏脊。小儿捏脊的对象一般是指7岁以下的小儿，特别是3岁以下的婴幼儿效果会更好。

## 如何选择一个好的小儿推拿医生？

**专家回答：**提及小儿推拿医生的选择，第一要具有高尚的医德，有爱心、亲和力；

第二在医疗技术方面要有扎实的专业理论基础、高超的技艺，尤其在推拿手法力度方面，更要适合小儿，例如，以轻柔着实为主，要求轻快柔和、平稳着实、适达病所。建议家长带着孩子到正规医院，由专业医生给予诊断及操作，疗效更佳。

专家：李爱儒

# 宝贝出游小药箱

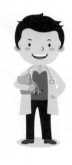

**✚ 医诗说**

度得寒冬游春去，赏却桃李满街开。
有备良药路无患，笑靥风光回忆载。

寒暑假来临的时候，很多家长都有带宝宝出游的计划。但是，带宝宝出游要做足准备，尤其是要准备个小药箱以应对可能发生的各种疾病。

## 出游小药箱Q&A

**小苹果 问**

**对于带宝宝出游的家长，哪些药物是应带的呢？**

专家回答：家长如果带孩子远途游行，游玩时间较长，不清楚当地环境，尤其出国游玩儿买药不是很方便的情况下，不妨按照以下清单准备药物。

（1）退热：布洛芬或泰诺林、退热贴（外伤时冰敷也有用）。

（2）感冒初期：艾畅或惠菲宁（流涕、咳嗽），施保利通，金莲清热泡腾片或其他清热中药、金喉健（咽痛或口腔溃疡）。

（3）腹泻：思密达、调节肠道菌群药物、口服补液盐（Ⅲ号或Ⅱ号）。

（4）抗过敏：仙特明滴剂（6个月以上）或片剂。

（5）抗生素：阿奇霉素、头孢菌素（建议在咨询医生后应用）。

（6）眼药水：去海边时（海水刺激或进沙子时使用）。

（7）喷鼻剂：生理盐水，有鼻炎宝宝应带上常用药物（以防止游玩时鼻塞以致睡不好觉）。

（8）外用药：创可贴、外伤消毒喷剂、莫匹罗星（脓包或小面积皮肤化脓感染时使用）、驱蚊剂及蚊虫叮咬药膏。

（9）电子体温计及绷带（崴脚时使用）。

以上药物家长可以根据自己宝宝的年龄及健康状况、是否有过敏史等因素有所增减。

专家：鲁　靖

严重感冒警惕
诱发心肌炎

# 第 **7** 章

## 宝宝心脏疾病

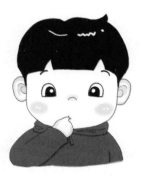

很多先天性心脏病患儿早期没有显著症状，但仍会潜在地发展并加重，关键是要尽早发现、尽早治疗。

# 呵护宝宝从"心"开始——先天性心脏病

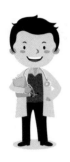

**✚ 医诗说**

苍天有恨遗无泪，先天心病，最是留悔。

一看嘴唇与肤色，二触胸口，搏动累累。

三听心跳匀还糙，匀无刺耳，糙则当悲。

患儿可否种疫苗？先问心医，再赏芳菲。

先天性心脏病是由于在胎儿期心脏血管发育异常而致的心脏血管畸形，是小儿时期最常见的心脏病，医生们常把它简称为先心病。先心病患儿并不少见，占出生活婴的0.4%～1%。先心病的种类很多，有些早期可以没有显著症状，但疾病仍然会潜在地发展并加重，需要及时诊治，以免失去手术机会。因此，家长要及时发现宝宝的心脏问题，并让宝宝积极接受治疗。

## 小儿先天性心脏病Q&A

**患有先天性心脏病的宝宝会有什么样的表现？**

专家回答：先天性心脏病一般都没有遗传性，通常是胎儿在妈妈体内发育过程中出了问题而出现的。因此，虽然没有明确的病因，但是怀孕的妈妈保持良好的心情，不要过分劳累，怀孕期间避免得病，毫无疑问都有助于避免宝宝患上先天性心脏病。先天性心脏病的种类很多，大致分为紫绀型和非紫绀型。较轻的类型对宝宝的发育成长、学习以及长大后结婚生子都没有任何影响。较重的类型则可能会夺去宝宝的生命。

家长可以通过以下一些方法来判断宝宝的心脏是否健康。

（1）看：看宝宝嘴唇和皮肤的颜色。如果宝宝的口周及指甲尖端呈青紫色，那么就一定要找机会去医院检查就诊，看看宝宝是否患有影响生长发育的紫绀型先天性心脏病。如果宝宝的嘴唇颜色红润，那么就基本上排除了患较重类型先天性心脏病的可能。

（2）触：用手指感觉宝宝的胸口是否有强烈的搏动感和摩擦感。虽然宝宝的嘴唇颜色红润，但是仍然有可能患有比较轻的一类先天性心脏病。家长可以把手指放在宝宝的胸口去体会，并尝试换不同的位置去感受，如果能够感到比较强烈的搏动感，甚至有时候能感受到粗糙的冲击感，表明宝宝的心脏很可能有异常，但应当属于较轻级别的先天性心脏病。这种情况，家长也应当及时带宝宝去医院就诊。

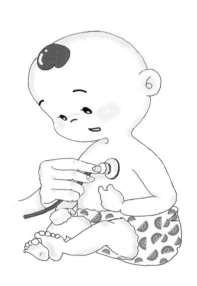

（3）听：听宝宝胸口心跳的声音。用测量血压的听诊器放在宝宝胸口的不同位置。健康宝宝的心跳声音均匀、响亮，没有刺耳的声音。如果听到隆隆样的、粗糙的、连续的响声，都是不正常的，也应当去医院检查。

如果用以上3种方法没有发现宝宝有什么问题，那么宝宝患有先天性心脏病的概率较低。宝宝先天性心脏病发病率还是相对较低的，而且大部分都可以根治，请家长不要过分焦虑。

用听诊器听宝宝的心音

## 宝宝为什么会得先天性心脏病？

专家回答：导致小儿患先天性心脏病的原因很多，包括遗传因素（基因突变），理化因素（暴露于除草剂、灭鼠剂、三氯乙烯、三氯甲烷、放射线、可吸入颗粒物、

PM10、二氧化氮、一氧化碳、臭氧），妊娠期不良生活习惯如酗酒、吸烟与被动吸烟，生物因素（孕早期感染如弓形虫、风疹病毒、巨细胞病毒、单纯疱疹病毒、柯萨奇病毒或微小病毒），药物因素（抗癫痫药物、抗抑郁药物、血管紧张素转化酶抑制剂），及心理和疾病因素（母亲在妊娠期受到极度的精神刺激或长时间刺激也可致胚胎心脏发育异常）。

## 宝宝得了先天性心脏病怎么办？

专家回答：患儿应积极接受检查和治疗。有些先天性心脏病患儿是需要出生后就立刻进行手术的，否则会错过最佳手术时机，影响治疗效果。大部分先天性心脏病可以通过小儿心内科医生用介入方法或小儿心外科医生用外科手术方式一次性得到根治，但也有一些特殊的先天性心脏病需要分期手术才能治愈，另外也有一些疾病是无法达到解剖根治的，只能做到血流动力学的纠正。具体情况还要到小儿先天性心脏病的专科门诊完善检查后定夺。

## 要想知道宝宝是否有先天性心脏病需要做哪些基本的检查？

专家回答：首先是到小儿先天性心脏病专科门诊就诊，有条件的话，建议妈妈在怀孕24~26周做一次胎儿超声心动检查，可以初步筛查胎儿有无先天性心脏病的可能。其次，医务人员要对宝宝进行查体（听诊有无杂音、测量血氧饱和度、血压等项目）、超声心动图检查、心电图和胸片检查等，都可以筛查出绝大多数先天性心脏病患儿。

## 患有先天性心脏病的宝宝能正常进行预防接种吗？

专家回答：大多数患有先天性心脏病的宝宝都是较轻的类型，不会影响到生长发育，可以由家长和医生一起商定选择适宜时间进行手术矫治。那么在此期间，有一个重要的事情，就是婴幼儿时期的国家法定疫苗的接种工作。由于进行疫苗接种的医生并不是心脏病专科专业，因此，对于患有先天性心脏病的宝宝是否可以进行疫苗接种并无把握，出于自身的职业安全考虑，往往会拒绝为先天性心脏病患儿进行疫苗接种。这类患儿的家长经常会苦恼到底应不应该给孩子接种疫苗。

一般而言，小于5毫米的房间隔缺损、小于5毫米的室间隔缺损、小于3毫米的动脉导管未闭都不影响患儿进行国家法定的疫苗接种。除此之外的其他先天性心脏病的宝宝，也并不是不可以接种，只是建议和心脏科医生进行充分沟通之后再作决定。总之原则就是，患儿是否可以进行疫苗接种，主要取决于先天性心脏病的病情轻重如何，而与心脏内的血流是否混合无直接的关系。

专家：段福建

# 宝宝感冒时需要警惕发生心肌炎

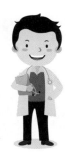

**➕ 医诗说**

天冻僵僵雾茫茫，感冒头晕胸闷慌。
心肌炎症肚里知，预防早治利成长。

宝宝感冒好了以后，还可能遗留头晕、疲倦、食欲不振、胸闷气促，甚至恶心呕吐、心前区痛、心动过速等症状。此时，专家会提醒家长应警惕宝宝感染可能累及心脏发生心肌炎，如果家长发现不及时，发展成重症心肌炎或心肌病的话，要恢复正常就非常困难了，并且会影响孩子的生长发育。

# 小儿心肌炎Q&A

## 小儿心肌炎有哪些表现？

**专家回答**：小儿心肌炎临床表现轻重不一，发病前1~3周常有呼吸道感染或消化道感染病史，轻型者可以无明显自觉症状。中型患儿可以出现以下表现：小婴儿可表现为吃奶差、哭闹、烦躁、嗜睡、恶心、呕吐、面色苍白等；幼儿可有乏力、懒动、长出气等表现；年长儿可诉胸闷、胸痛、心悸、头晕、乏力等不适。重型患儿除上述症状加重外，还可出现心源性休克、心功能不全、危及生命的心律失常。患儿处于休克、昏迷、抽搐等危急情况时，要争分夺秒地进行抢救。

## 哪些因素可诱发或导致小儿心肌炎？

**专家回答**：小儿心肌炎的常见诱因有以下几方面。

（1）感染因素：最常见的是病毒感染，如柯萨奇病毒、埃可病毒、流感病毒、腺病毒等，另外还有细菌、支原体、真菌、立克次体、螺旋体、原虫等。

（2）免疫因素：结缔组织疾病（如系统性红斑狼疮）。

（3）物理因素：如胸部放射性治疗。

（4）化学因素：肿瘤化疗药物、抗生素使用不当。

## 小儿心肌炎在门诊需要做哪些基本检查？

**专家回答**：诊断小儿心肌炎常用的检查有心肌酶谱检查，其中磷酸激酶同工酶（CK-MB）是诊断心肌炎的一个主要指标；此外还有肌钙蛋白I或T测定、心电图检查及

24小时心电图检查及超声心动图检查。

## 小儿心肌炎如何治疗？家长如何护理患病宝宝？

专家回答：小儿心肌炎的有关治疗原则有以下几点。

（1）注意休息，避免再次感染。

（2）使用营养心肌及改善心肌代谢的药物，如磷酸肌酸、1，6-二磷酸果糖、维生素C、辅酶Q10、荣心丸、芪冬颐心等。

（3）对于中—重型患儿要给予人免疫丙种球蛋白、糖皮质激素治疗。

（4）有心力衰竭的患儿要给予抗心力衰竭治疗，有心律失常患儿要给予抗心律失常药物治疗。

（5）监测生命体征，给予对症支持治疗，如发热时给予降温治疗，水电解质紊乱、酸碱平衡失调时应及时纠正。

家长在日常生活中要对患病宝宝做好如下护理工作。

（1）注意休息，尤其是中—重型心肌炎患儿，要卧床休息至少3~4周，病愈前避免参加体育活动，有心功能不全或心脏扩大者要绝对卧床休息。

（2）避免再次感染，避免与感冒病人接触，注意室内经常通风换气。

（3）易用清淡易消化饮食，避免暴食、饱食，每餐吃得七八成饱即可。

（4）积极配合治疗，定期复查心肌酶、肌钙蛋白、心电图及24小时心电图、超声心动图等，及时发现病情变化，及时治疗。

专家：丛晓辉

# 卵圆孔未闭和三尖瓣反流是病吗

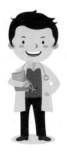

**➕ 医诗说**

卵圆孔未闭，三尖瓣反流。

恐是先天心脏病？未检莫先愁。

　　刚出生的宝宝心脏发育成熟了吗？有些家长在偶然的情况下会得知自己的宝宝心脏有卵圆孔未闭或者三尖瓣反流。那么，这些算是先天性心脏病吗？需要手术治疗吗？

## 卵圆孔未闭、三尖瓣反流Q&A

### 我家宝宝有卵圆孔未闭怎么办？需要治疗吗？

　　**专家回答**：在某些偶然的情况下，出生不久的婴儿被建议去做超声心动图检查，拿到的报告提示有卵圆孔未闭。严格来说，卵圆孔未闭其实算不上一种先天性心脏病。我们成年人无时无刻不在呼吸新鲜空气，这些富含氧气的新鲜空气在肺泡内与红细胞进行气体交换，人体代谢产生的二氧化碳气体再通过肺呼出体外。红细胞会携带新鲜氧气通过循环系统到达体内的各个组织，供给组织代谢使用。而胎儿在妈妈肚子里的时候，是不能够自己呼吸的，此时体内氧气的获得来自于母亲的脐带血。这种情况使胎儿的心内结构与成人不同，其卵圆孔未闭是正常存在的结构，符合胎儿生长发育的要求。

可以说，几乎所有的宝宝在出生时都有卵圆孔未闭。在出生后的半年内，大部分宝宝的卵圆孔会逐渐闭合，而有部分宝宝的卵圆孔可能会比较大，在出生后的数年内都会存在。绝大多数情况下，这样的卵圆孔是不需要治疗的，既不会影响宝宝发育，也不会对宝宝有什么不良影响。条件允许的情况下，定期到医院做超声心动图检查并随访观察就可以了。

小苹果问

## 我家宝宝超声报告说有三尖瓣少量反流，需要治疗吗？

**专家回答：** 人类心脏内有四组瓣膜，分别是二尖瓣、三尖瓣、主动脉瓣、肺动脉瓣。这些瓣膜有着单向阀门的功能，保证循环系统内的血流朝向一个方向。三尖瓣是一个承受压力相对较低的瓣膜，其三个瓣叶的结构使得三尖瓣很难完美闭合，因此，包括成年人在内的大多数人都会有微量或者少量的三尖瓣反流。这种情况很常见，特别是在超声检查仪器非常发达的今天，几乎所有人都可以检出。因此，微量或者少量的三尖瓣反流属于常见的正常现象，无须任何干预，可以定期超声心动图检查随访。只有中量以上的三尖瓣反流才可能需要考虑手术治疗，建议咨询小儿心外科医生。

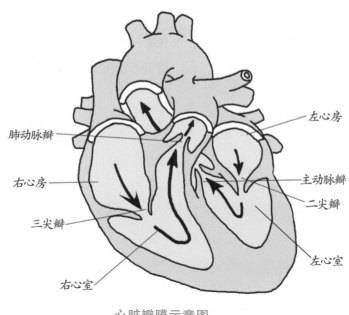

心脏瓣膜示意图

专家：段福建

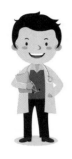

## 川崎病知多少

**＋ 医诗说**

> 川崎病，知多少，急性发热出疹。
> 颈部肿，杨梅舌，皲裂干红口唇。
> 卧床眠，轻饮食，善护肤观体温。
> 手足硬，趾脱皮，急性就医治诊。

　　川崎病又叫"皮肤黏膜淋巴结综合征"，是一种以全身血管炎为主要病变的急性发热出疹性小儿疾病，1967年由日本川崎富作医生首次报道。本病是我国小儿后天性心脏病的主要病因之一。川崎病听起来离我们很远，其实在儿童中的发病率正处于逐年上升阶段。

## 儿童川崎病Q&A

### 川崎病的症状有哪些？

　　专家回答：川崎病的临床表现主要有不明原因的持续发热超过5天，抗生素治疗无效；双侧球结膜充血；口唇干红、皲裂、杨梅舌；颈部淋巴结非化脓性肿大；躯干部多形红斑，但无水疱及结痂；发病初期手足硬肿、潮红，恢复期指趾端出现膜状脱皮。

## 川崎病这么可怕，如何治疗？

专家回答：川崎病的治疗分急性期、恢复期两个阶段。

（1）急性期治疗：给予丙种球蛋白（2克/千克体重）、大剂量阿司匹林治疗，对丙种球蛋白无反应者，加用皮质激素抑制免疫炎症反应。

（2）恢复期治疗：小剂量阿司匹林抗凝治疗、溶栓治疗，有冠状动脉瘤形成者，给予外科治疗如冠状动脉成形术。

## 宝宝患了川崎病，家长应如何护理？

专家回答：对川崎病患儿，家长要做好以下护理工作。

（1）卧床休息：降低机体耗氧量，保护心脏；注意观察体温变化及伴随症状，并及时处理。

（2）饮食清淡：川崎病患儿急性期伴有发热、口唇皲裂、消化道黏膜充血等情况，精神反应及食欲差，胃肠道消化功能减低，此时应给予清淡易消化的饮食，如粥、面片、面条等，不要给予辛辣食物、高脂肪食物、宿食等；同时供给充足的水分，勤给患儿喂水。

（3）皮肤黏膜的护理：密切观察皮肤黏膜病变情况，保持皮肤黏膜清洁，每天用柔软的毛巾或纱布擦洗孩子的皮肤，注意切勿擦伤；每次便后清洗臀部；剪短指甲，保持手的清洁，以免抓伤皮肤，脱皮处千万不可撕皮，以免引起皮肤感染；衣被质地柔软而清洁，避免穿着不透气的化纤布料做的衣服；每日用1%~4%硼酸水棉球擦洗双眼，必要时涂抗生素眼膏；保持口腔清洁，鼓励孩子勤漱口，口唇干燥时可涂护唇油或金霉素鱼肝油。

（4）心血管系统的护理：注意观察患儿有无心血管损害症状，如面色苍白、精神萎靡、脉搏加快等，一旦发现异常情况，及时去医院就诊。

专家：丛晓辉

141

# 心室的小洞洞：了解儿童室间隔缺损

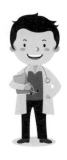

**✚ 医诗说**

> 心室有小洞，室间隔缺损。
> 如是早检查，手术免留痕。

　　先天性心脏病（简称先心病）是先天性畸形中最常见的一类，约占各种先天畸形的28%，而室间隔缺损是先心病中最常见的一种。绝大多数室间隔缺损必须接受手术治疗，而手术时机至关重要。

## 室间隔缺损Q&A

**室间隔缺损是什么？孩子患室间隔缺损有哪些表现？**

　　**专家回答：**室间隔缺损指室间隔在胚胎时期发育不全，形成异常交通，在心室水平产生左向右分流，分流量多少取决于缺损大小。缺损大者，肺循环血流量明显增多，回流入左心房室，使左心负荷增加，左心房室增大，长期肺循环血流量增多导致肺动脉压增加，右心室收缩期负荷也增加，右心室可增大，最终进入阻塞性肺动脉高压期，可出现双向或右至左分流。缺损小者，可无症状。缺损大者，症状出现早且明显，以致影响发育。

患儿常有气促、呼吸困难、多汗、喂养困难、乏力和反复肺部感染，严重时可发生心力衰竭。患儿有明显肺动脉高压时可出现发绀。

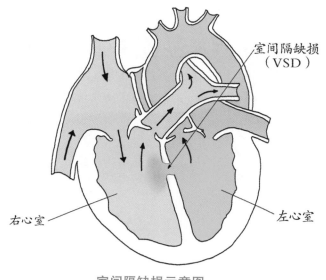

室间隔缺损（VSD）

右心室

左心室

室间隔缺损示意图

小苹果问

## 室间隔缺损患儿需要做什么检查？

**专家回答：** 首先基本的是X线检查，可以了解肺血流分布情况。心脏查体也是非常重要的，心前区常有轻度隆起，胸骨左缘第3、4肋间能扪及收缩期震颤，并听到Ⅲ～Ⅳ级全收缩期杂音；高位漏斗部缺损则震颤和杂音位于第2肋间，肺动脉瓣区第二心音亢进。分流量大者，心尖部尚可听到柔和的功能性舒张中期杂音。肺动脉高压导致分流量减少的病例，收缩期杂音逐步减轻，甚至消失，而肺动脉瓣区第二心音则明显亢进、分裂，并可伴有肺动脉瓣关闭不全的舒张期杂音。另外，心电图检查也必不可少，用于了解心脏有无肥厚、扩大等情况。最重要的是超声心动图检查，可发现有左心房、左右心室内径增大，室间隔回声连续中断，可明确室间隔缺损的部位。另外，超声提示有重度肺动脉高压的年龄较大的室间隔缺损患儿需要做心导管检查，准确评估肺血管阻力，判断有无手术适应证。

小苹果问

## 室间隔缺损怎样治疗？

专家回答：室间隔缺损患儿一般是给予外科手术治疗，小型室间隔缺损不一定要在婴儿期就接受手术。中型室间隔缺损患儿最好在1岁以内手术。大型室间隔缺损患儿伴有反复肺部感染、心力衰竭、喂养困难、低体重时应该尽早手术。

专家：魏　丹

保护牙齿从乳牙开始

第**8**章

# 宝宝牙齿健康

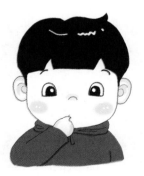

对宝宝口腔卫生的维护，应该从第一颗乳牙萌出开始。建议学龄前儿童每3个月、学龄儿童每6个月进行一次口腔检查。

## 宝宝牙齿健康不可不知的常识

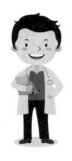

**✚ 医诗说**

乳牙龋齿当警惕，影响恒牙口腔膜。

刷牙洗牙贵坚持，窝沟封闭保护多。

饮料甜食应少吃，定期口腔作检查。

牙齿健康从宝宝抓起，宝宝牙齿的健康对于其身体发育至关重要。对于宝宝龋齿的预防，家长应该注意什么问题？宝宝发生龋齿需要治疗吗？平时应如何帮助宝宝保护牙齿？

## 宝宝牙齿健康Q&A

**宝宝乳牙始终是要换掉的，那么乳牙是不是不重要？**

**专家回答：**乳牙之于恒牙，就像一个人所受到的教育一样，除了家庭的教育，我们上幼儿园，上小学，上中学、大学，前面的过程是积累，一个人各方面的素质、品德不是一下子形成的，也不是想形成的时候就可以突击的，每一个阶段对我们来说都很重要。

乳牙到恒牙的过程，也不是一夜之间完成的。乳牙的一些疾病和恒牙的疾病大体一致，乳牙和恒牙的保护方法也是一样的。乳牙保护不好，恒牙就一定能保护好吗？习惯需要从小养成。长大了再改，会比较难，成本会比较高。我们现在有多少人有牙齿的问题？很多人都知道牙齿的重要，保护不好会比较严重，花费会比较多，可是又有多少人会每天坚持早晚刷牙、使用牙线、定期到牙医那里检查？可能不太多，因为我们没有看牙爱牙的习惯，这个习惯在我们小的时候就没有形成，长大了也很难改。

人们常常会说，孩子牙齿不好是因为父母的牙不好。其实，牙齿健康除了受遗传因素影响，更多的是家庭习惯的传承。父母有没有爱护牙齿的意识一定会从小影响孩子，并且会影响他一辈子。所以，带着孩子一起保护牙齿吧！对自己、对孩子都是一件非常有意义的事。

## 宝宝的乳牙坏了需要治疗吗？

专家回答：　"乳牙早晚要换，不需要治疗"的看法是错误的。龋病对于儿童的危害甚至超过成人，这种危害既影响局部健康也影响全身健康，特别是乳牙及其继发病造成的后果，有时比恒牙龋病更广泛、更严重。其主要的危害包括以下几点。

（1）影响恒牙及恒牙列：乳牙的龋蚀、牙体的崩坏，使食物残渣、软垢等易停滞在口腔内，口腔卫生恶化，易导致新萌出的恒牙发生龋坏。如果乳牙龋病进一步发展成根尖周炎，炎症可能会引起牙槽骨破坏、乳牙残根吸收异常、后继恒牙胚受损等，影响恒牙发育及萌出的顺序、位置，造成恒牙釉质发育不全及错牙合。

（2）损伤口腔黏膜：破损的牙冠可刺激局部的舌、颊黏膜，造成慢性创伤性溃疡。

（3）降低咀嚼功能，影响营养摄入：龋坏造成的牙体缺损，会导致咀嚼功能降低，影响儿童营养的摄入；有时还会形成偏侧咀嚼的不良习惯，长时间会导致面部发育不对称。

（4）影响儿童心理健康：幼儿期是学习语言的重要时期，乳牙龋坏早失会影响正确发音及美观，给儿童心理健康造成一定影响。

（5）导致全身疾病的发生：龋病转换成的慢性根尖周炎可作为病灶使机体其他组织发生感染，如发热、风湿性关节炎、蛛网膜炎、肾炎等。

因此，对乳牙龋病应更加重视和及时治疗。

## 小苹果问 什么是窝沟封闭？应该什么时间做？

专家回答：窝沟封闭又叫点隙裂沟封闭，是指不去除咬合面牙体组织，在其上涂一层黏结性树脂材料，封闭牙面上易堆积细菌且不易清洁的结构，从而保护牙釉质免受细菌及代谢产物侵蚀，增强牙齿抗龋能力的一种有效防龋方法。对龋病有易感倾向的儿童的乳磨牙及年轻恒牙，我们都建议早期使用窝沟封闭，预防窝沟龋的发生。窝沟封闭的最佳时机是牙齿完全萌出、龋病尚未发生的时候，一般是萌出后的4年之内。乳磨牙在3~4岁、第一恒磨牙在6~7岁、第二恒磨牙在11~13岁为最适宜封闭的年龄。对于龋病重度易感及口腔卫生严重不良的儿童，年龄可适当放宽。

需要注意的是，窝沟封闭并不是一劳永逸的，孩子仍需要好好刷牙、用牙线，定期看牙医检查。

## 小苹果问 日常生活中，应该怎么样爱护宝宝的牙齿、预防龋病的发生？

专家回答：比起发生龋病再来补救，养成良好的生活习惯预防龋病的发生显得更为重要。家长应该注意以下几点。

（1）为孩子制订口腔保健计划：孩子还是胎儿的时候，准父母就应该咨询身边专业的牙医，学习正确的口腔卫生知识，为宝宝制订一份完善的口腔保健计划。

（2）帮助孩子养成良好的口腔卫生习惯：对口腔卫生的维护，应该从第一颗乳牙萌出开始。孩子在婴儿时期，家长即可在手指缠上湿润的纱布或指套牙刷帮助孩子轻轻清洁牙面和按摩牙龈组织；以后逐渐教会孩子正确的刷牙方法，并帮助、监督他完成口腔清洁。学龄期儿童可使用牙线及漱口水辅助清洁。另外，家长自己养成良好的口腔保健习惯对孩子具有示范带头作用，对孩子良好口腔习惯的养成至关重要。

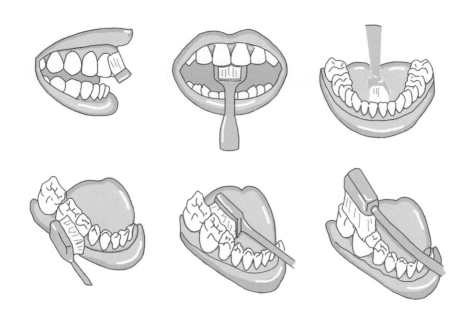

**教会孩子正确的刷牙方法：上牙由上往下刷，下牙由下往上刷，
咬合面来回刷，里里外外都要刷**

（3）饮食指导：这包括婴幼儿期合理使用奶瓶；避免吃黏性强的食物和在口腔停留时间长的食物，控制碳酸高糖饮料和食物的摄入；饭后应进行口腔清洁；睡前、饭前不给孩子吃零食和喝饮料。

（4）定期口腔检查：学龄前儿童建议每3个月进行口腔检查，学龄儿童建议每6个月进行口腔检查，达到对龋齿的早期发现和治疗的目的。龋病易感的儿童，可根据实际情况缩短定期检查的时间。

专家：王　尯

# 不可错过让宝宝牙齿整齐美观的最佳时机

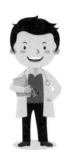

**✚ 医诗说**

美牙人人想，正畸要趁早。

关注替牙期，护牙习惯好。

每一个家长都希望宝宝能拥有一口健康整齐的牙齿，但由于平时的不良生活习惯和咀嚼方法，宝宝新替换的恒牙前拥后挤，牙齿排列不齐，导致后续一系列的口腔问题。宝宝骨骼的重塑性强，有极大的优势条件，牙齿矫正不仅能获得好的疗效，让宝宝有一个健康的口腔环境，还能最大限度地节省治疗费用，所以尽早选择牙齿矫正可以让孩子更健康、更有自信地成长。那么，宝宝牙齿什么情况下应该矫正？如何选择最佳矫正时期？矫正过程如何呢？

## 牙齿正畸Q&A

**牙齿正畸的原理是什么？安全性怎样？**

专家回答：牙齿正畸其实是牙齿在牙槽骨内的移动，依据的原理是骨骼的新陈代谢（增长和吸收）。牙槽骨在受压的一侧吸收，在被拉的一侧生长，骨头的代谢会推着牙齿慢慢向施加力量的方向移动，从而排齐牙齿。现代正畸技术的原理已经很发达和完善，安全性没有问题。不过前提是要有健康的牙周组织，牙齿才能安全地移动。

### 宝宝牙齿在什么情况下需要矫正？家长如何为孩子选择最佳矫正时期？

专家回答：一般从孩子开始换牙时就要关注是否需要矫正了，尤其是有遗传倾向或不良习惯导致的颌骨发育异常。以前的理念认为，要等孩子的牙齿都换完之后再进行矫正，因为快速发育已经基本结束，脸型和牙齿不会再有很大的变化。而现在认为，很多的牙齿畸形与肌肉的异常功能相关，比如孩子有用口呼吸的习惯、有不正确的吞咽习惯、有咬嘴唇的习惯等，这些肌肉的异常运动会造成牙齿和颌面部的畸形，所以从孩子替牙期家长就要开始关注了。如果有不良的肌肉习惯或者已经出现牙齿的生长异常就要开始矫正。有两种情况需要在孩子三四岁时就开始矫正：一种是牙齿的反咬合，一种是牙齿的深咬合。

### 牙齿正畸的过程如何？需要多长时间？

专家回答：牙齿的矫正我们现在分替牙期的矫正和牙齿发育完成后的矫治。替牙期的矫正是给孩子戴一种自己可以取下来的矫治器，一般需要晚上睡觉时戴。这种矫治器需要戴到所有牙换完之后结束，如果没有特殊情况，一般不需要再戴后来的固定矫治器。另外一种是固定矫治器，一般女孩平均在12岁之后，男孩平均14岁之后开始进行。对于没有接受过替牙期矫正的孩子有可能需要这种治疗，固定矫正一般每个月找医生复诊，调整加在牙齿上的力量。治疗周期一般2年左右。

### 宝宝牙齿正畸注意事项是什么？

专家回答：宝宝在牙齿正畸过程中要很好地刷牙，保持良好的口腔卫生，少吃或不吃甜食，尤其是做固定矫治。另外，戴着固定矫治器不容易清洁牙齿，所以不建议吃黏甜的食物，否则会造成龋齿的出现。

专家：常小霞

## 你的宝宝有"畸形中央尖"吗

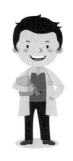

**✚ 医诗说**

> 牙龈鼓包称什么，名为畸形中央尖。
>
> 折断磨损易感染，耐心复诊修补完。

有时候孩子牙疼，甚至出现牙龈部的鼓包，而家长通过观察并没有发现龋齿，这是为什么呢？其实是孩子可能患了一种叫作"畸形中央尖"的牙病。

## 畸形中央尖Q&A

### 什么是"畸形中央尖"？

**专家回答：**临床上对于这类疾病有一个术语叫"畸形中央尖"，是牙体发育畸形之一，少部分人会有，多见于下颌前磨牙，偶见于上颌前磨牙。该病是在牙面颊舌尖中间突出一圆锥状尖锐的额外尖，其内有牙髓伸入。打个比方，牙齿就像一间房子，有非常厚的墙，里面住着神经、血管等牙髓组织，有墙的保护，里面的牙髓不受外界细菌的感染。但是，有些牙齿的畸形中央尖就好比房子有个"烟囱"，只是这个"烟囱"在最顶端是封闭的。如果有外力把最顶端的薄薄的封闭去掉或者烟囱断了，细菌就可以通过"烟囱"进入房子内部了，很易继发牙髓和根尖周病。

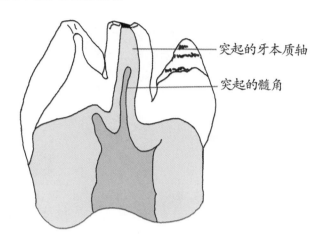

突起的牙本质轴

突起的髓角

畸形中央尖解剖示意图

小苹果问

## 这种牙病有什么临床表现？

专家回答：中央尖折断或被磨损后，临床上表现为圆形或椭圆形黑环，中央有浅黄色或褐色的牙本质轴；有的圆锥形中央尖，萌出后不久与对牙接触，即遭折断，使牙髓感染坏死，影响根尖的继续发育。但是也有中央尖逐渐被磨损，修复性牙本质逐渐形成，这类牙齿有正常活力，牙根可继续发育。在一些情况下，没有龋齿也出现了牙髓炎，畸形中央尖的折断或磨损过快也是一个病因。因此，发现宝宝牙齿畸形中央尖时，应根据不同情况，给予及时和相应的处理。

**发现畸形中央尖时应该如何处理？**

专家回答：处理畸形中央尖要通过多次的复诊，一点一点地把突出的畸形中央尖磨掉，每次磨一点点，给牙齿一个微小的刺激，让它从内部修补牙髓腔突出的部分，修补完一部分，再磨掉一点点，让它继续修补，直到整个中央尖都被磨掉。

专家：丁一涵

第**9**章

宝宝体格发育

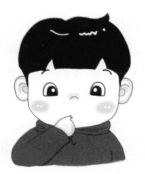

　　家长要保证孩子均衡摄入丰富的营养、拥有充足的睡眠、进行适当的运动,从而促进孩子的生长发育。

## 宝宝的生长发育，你的关注科学吗

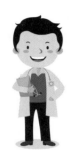

**✛ 医诗说**

小儿生长吃为先，智力开发看后天。
持续监测必有益，精神发展莫等闲。

监测儿童的生长发育情况是儿童保健最基础、最常见的工作，任何基层儿童保健医生都能够告诉家长一堆与宝宝生长发育有关的各种知识：身高、体重、头围、囟门大小等，连宝宝什么时候翻身、什么时候独坐、什么时候走路说话都有一定的规律。有些家长觉得单单监测宝宝的身高、体重等指标意义不大，其实这种想法是错误的。

## 儿童生长发育Q&A

**儿童的生长发育，家长需要关注哪些方面？**

专家回答：宝宝的生长发育监测大致分为两大块：第一大块是与体格发育相关，包括最基础的身高、体重、头围、胸围、腹围、上下部量等，在这里营养有关的指标也归入体格发育，如喂养情况、饮食行为、营养元素的补充情况、有没有生病等。之所以把这些也并入体格发育监测，是因为宝宝吃饭不好，体重就会增长缓慢，甚至还会影响身高，宝宝生病吃得不好也直接影响体格发育。第二大块是与精神行为发育相关。从12月龄以内与肌张力相关的神经运动检查，到精神发育中对五大能区的发育进行监测与评估的多种智力

156

测评方法，再到直接测试智商的韦氏智力测量，这些都是评价宝宝精神发育的工具。看起来非常复杂，但是家长完全不需要担心，不需要记住这些复杂的名词，只需要大概了解，然后定期到儿童保健机构进行与此相关的检查就足够了。

简单来讲，宝宝精神发育涉及五大部分，依次是大运动、精细动作、适应能力、社交行为和语言发育。举个例子，宝宝3个月能够竖头90度，从仰卧位翻身至侧卧位；6月龄能够独坐；1岁能独走就属于大运动发育。宝宝1岁会叫爸爸妈妈；1岁半还会说姥姥、爷爷、叔叔，说苹果等词语，这些属于语言发育。宝宝9月龄能够用自己的拇指和食指捏起小东西，1岁半能够堆起4块积木，这些属于精细动作发育。宝宝8个月可以用手势表达欢迎再见，这些属于社交行为发育。换言之，经过研究，宝宝的精神发育过程是有很多规律可循的，我们现在已经掌握了一些容易观测到、检查起来方便可行的方法，只要家长定期带宝宝到保健机构进行生长发育的监测，儿童保健医生就会帮助家长及时评估宝宝的精神发育情况，提出适合宝宝的养护建议。

**上面提到的这么多监测项目，难道每个宝宝都需要全部进行吗？**

专家回答：肯定不需要。家长可以根据自己宝宝的具体情况，在儿童保健医生的指导下，有针对性地进行就可以了。值得注意的是，家长一定要理解并重视监测这个词的重要性，监测就是得有延续性和持续性，如果只有一次的检查结果，是不能很好地说明宝宝的健康情况的。

临床上经常有家长带着孩子询问医生："大夫，我家宝宝个子比其他孩子矮，快来给治治吧！"等医生问起家长孩子目前的身高、体重，很多家长居然说："不知道！"更别说告诉医生孩子近1年或者2年的身高体重增长情况了。换句话说，如果家长能简单连续性地将宝宝出生后的一些有用的指标记录下来，对于医生作出判断是非常有益的。

**对于宝宝的生长发育，家长应该多久监测一次？**

专家回答：宝宝出生后，如果不是高危儿（即出生足月，体重在正常范围，母亲孕期体健，没有围产期的高危因素如缺氧窒息、羊水异常等，新生儿期体健的孩子），可以每个月给宝宝测量并记录身高、体重、吃奶量、睡眠时间等，并在每次预防接种时（预防接种基本上每月都有）请社区的保健医生对宝宝进行简单的体格检查和精神发育的评估。

宝宝在1岁以内还应该定期到专门的儿童保健机构进行较为详细的体格发育和精神发育检查及视力、听力筛查，请医生帮助评价宝宝的生长曲线，并对宝宝在同年龄同性别人群中的发育状况进行评估，另外还应进行营养、喂养、饮食习惯等的咨询，及时发现问题，及时纠正。如果宝宝是早产儿、双胎、小于胎龄儿，或者孕产期有缺氧窒息史等的高危儿，一定注意除了要让宝宝的体格发育逐渐追至正常，还要尽量多关注宝宝的精神发育。

由于科技水平的发展，众多适合高危儿的营养保健品问世。结合临床观察，低出生体重儿现在很多会有体格增长过快的风险。一些家长多关注于孩子的体重和身长，总觉得孩子"胖"才好，容易忽视其精神发育。殊不知，高危儿因为大脑发育的正常进程被破坏更易出现精神发育的问题，轻度的会出现精神发育延迟，长大后有可能影响语言发育或有问题行为、多动、注意力不集中、学习困难等中枢协调障碍的表现，重度的还会出现脑瘫、智力低下等。

在这里，提醒家长一定注意，如果宝宝被列为高危儿，一定要在早期到儿童保健机构对宝宝的神经发育进行相关的检查和评估。如果发现异常，需要在保健医生的指导下进行家庭式的康复早教训练，严重的话应直接转诊至神经内科。

医生在临床中见到太多幼儿期、学龄前期甚至学龄前的儿童因为语言发育不好、问题行为、学习困难等各种问题来诊，追问病史，除去确实有异常疾病状态的，很多处于临界正常的儿童如果在生命早期进行相关的检查评估和训练的话，就不至于出现上述的情况。

科学有效地监测宝宝生长发育情况是非常重要的。最后，请家长一定记住：一是要早，一定要做到早发现；二是要监测，一定要有持续性；三是重视生命早期精神发育的重要性。家长可以到专门的儿童保健机构进行咨询，请医生帮助制订科学有效的监测方案，以促进宝宝健康成长。

专家：马　扬

# 抓住春天宝宝长个黄金期

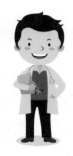

**✛ 医诗说**

春天到，太阳晒；勤运动，多睡眠。

所谓"一年之计在于春"，春季向来被认为是万物生长的时光，这点对于宝宝也是一样。有许多家长会问："宝宝在四季中哪个季度长得最快？""怎样才能快速长高？"本节内容将作出解答。

## 宝宝长个Q&A

**儿童在一年四季长高的速度一样吗？**

**专家回答：**儿童的生长速度在一年四季中不太相同，大多数儿童在春季长得最快，尤其是四五月份。很多妈妈会发现，孩子在这段时间食欲会特别旺盛，而且特别好动，好像一个冬天憋坏了似的。因为在春天的时候，人体新陈代谢旺盛、血液循环加快、呼吸消化功能加强、生长激素分泌增多，能促进宝宝长个。

另外，很多妈妈都知道长个要补钙，但光吃钙片或喝牛奶效果不佳。其实，人体从膳食中吸收的钙还不到10%，而想要促进钙的吸收，必须要有维生素D的协助。晒太阳、接受紫外线的"洗礼"，是获取维生素D最简单而又最重要的方法。紫外线的照射转化成维生素D₃，被人体吸收，从而促进胃肠道对钙的吸收，使孩子骨骼长得更好、更快。在一年四季中，春天阳光中的紫外线含量是最高的，所以孩子在春天补钙更容易吸收，因而也更容易长高。

## 如何睡眠才能帮助孩子充分长高？

**专家回答**：春天，很多父母发现孩子的睡眠有些反常，夜不能睡，晨不能起，精神不佳，自然食欲不振、烦躁不安、哭闹不停，着实让一些家长头疼不已。

春天是宝宝长个儿的好时机，保证夜间睡眠质量是最关键的。因为孩子的生长激素一半以上是夜间熟睡时分泌的，如果因为各种原因影响了孩子的夜间睡眠，就会直接影响生长激素的分泌。

入睡后1小时是人体内生长激素分泌的高峰期，要让孩子睡足睡好。养成每天午睡1小时的习惯，也是有效的方法。小学生每天至少要保证9个小时的睡眠。初中以上孩子最晚要10点以前睡觉，保证8小时的充足睡眠时间。即便是精力特别旺盛的孩子，晚上最好也别超过11点睡觉。

## 运动也能帮助宝宝长个吗？

**专家回答**：经研究发现，经常参加体育锻炼的儿童比不参加锻炼的同龄儿童个子高。建议儿童每天都应该在户外运动1~2个小时。至于选择什么运动，就要根据孩子的性格和体质来决定了，因为情绪也会在一定程度上影响孩子长高，所以不要强迫孩子去做不喜欢的运动，否则孩子会玩得不开心，对长个子也不利。

一般说来，幼儿期应以增强平衡性、敏捷性、柔韧性和灵活性的活动为主，如过独木桥、舞蹈，结合游戏进行的跑、跳；少儿期应以室外活动为主，如打球、跑步、体操等；青春期应以弹跳运动为主，如跳跃摸高、跳绳、引体向上、打篮球等。这些运动都能起到牵拉肌肉和韧带、刺激骨骺软骨增生的作用，对脊柱和四肢骨骼的增长很有利。但是，在孩子运动的过程当中，也要注意度的把握。过度运动容易造成不必要的受伤，不利于孩子的生长发育。

## 孩子的饮食方面应该注意什么？

**专家回答：**要让孩子多吃蔬菜，尤其是绿叶类蔬菜。中医认为，自然界有金、木、水、火、土五行，同样人也有这五型人。小孩子虽然没有最后定型，但是有一些先天因素是能大概看出来的。总的来说，木型孩子细长而高，土型孩子偏矮但体型厚实，金型孩子多体型魁梧。这只是先天因素，可以靠后天的养护加以改变。多吃青菜等植物，一来因为植物本身属木性，多吃可增加人体的木性；二来，肝五行属木，多吃青菜可以养肝气，这是天人合一的又一体现。营养学家也证实，绿叶菜内含丰富的钙镁元素，是食物补钙的重要途径之一，如油菜或菠菜（水焯后）、小白菜、芥蓝、菜心等，而肉类摄入过多则会影响钙的吸收。

但是，家长也不要让孩子过度进补。一说到长高，多数家长就想到是给孩子多吃、吃好，甚至是给孩子进补。中医有理论是"肾主骨"，所以很多人一知半解地给孩子补肾。"肾"在孩子的生长过程中处于至关重要的地位，是孩子生长的"源动力"，需要补肾的孩子有两种：一类病理性的"矮小症"，属于先天不足，各方面都发育迟缓，大部分孩子不属此类；二是处于极度旺盛的生长阶段，孩子的生长过快，以至于食物摄入不能满足他的生长需要，进而出现生长痛的表现时，可在中医师的指导下适当补肾。而对于大部分正常生长发育的孩子来说，补肾是画蛇添足，有害无益的。

专家：郭轶君

# 小儿肥胖留点心，减肥就俩实用招

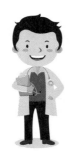

**➕ 医诗说**

宝宝手脚像莲藕，胖乎肉嘟真可爱。

过犹不及肥胖症，少吃多动减肥来。

随着人们生活水平的提高，肥胖的宝宝越来越多。宝宝胖乎乎、肉嘟嘟的确可爱，但未必是好事。儿童肥胖症已经成为威胁宝宝健康的重要病因。

## 儿童肥胖Q&A

**儿童肥胖的发病原因是什么？**

**专家回答：**肥胖病的发病机制目前尚不清楚。一般认为,遗传因素和环境因素共同作用致使肥胖的发生和发展。

（1）妈妈孕期营养过剩，体重增加过速。

（2）妈妈怀孕时合并妊娠期糖尿病，宝宝在婴儿期过度喂养。

（3）过早添加辅食，儿童期过食、贪食等。

（4）静坐为主的生活方式缺乏体力活动，喂养方式不科学。

## 儿童肥胖有哪些表现？

专家回答：小儿肥胖发生于任何年龄段，但多见于婴儿期、5～6岁及青春前期，主要典型表现为：

（1）肥胖体态：身材一般较高大，皮下脂肪厚实，分布尚匀称，以积聚于颈部、乳胸部、肩背部、腹部、臀部等处较为显著，过胖者腹壁、大腿、臀部等处皮肤可出现紫色条纹。

（2）生长发育：肥胖儿童发育较早，身材略高于同性别、同年龄儿，但性发育成熟后，大部分等于或略低于同性别、同年龄健康儿。

重要的是，儿童期的肥胖、青少年期的肥胖可持续至成人，使成年期糖尿病和心血管疾病发病率增加和早龄化。

## 家长怎样帮助宝宝预防儿童肥胖？

专家回答：家长要想帮助宝宝预防肥胖，要从以下几方面努力。

（1）胎儿期应预防胎儿过重，从而避免新生儿出生体重过重。孕妇在妊娠期需要增加营养，但并不是吃得越多越好，应根据体重增加情况调整食物的摄入量，并进行适当的运动。

（2）婴儿期鼓励母乳喂养。人工喂养儿很多有过度喂养的情况存在，还需要注意的是，过渡期食物引入时应避免过早加入碳水化合物类食物。

（3）儿童、青少年期平衡膳食，辅以规律的体育活动，还要定期监测体重。发现孩子体重增长过快，有肥胖风险，可以通过增加体育锻炼来增加热量消耗，还要及时调整饮食。

## 儿童肥胖如何治疗？

专家回答：由于小儿正处于生长发育时期，在身高体重不断增长中应控制向肥胖发展，但应严禁使用饥饿或变相饥饿疗法或者使用减肥药物、减肥饮品等。

（1）提倡以运动处方为基础，以行为矫正为关键。

（2）饮食调整和健康教育贯彻始终，以家庭为单位，以日常生活为控制场所，制订肥胖儿童、家长、教师、医务人员共同参与的综合治疗方案。

专家：马　扬

第**10**章

宝宝常见
意外伤害

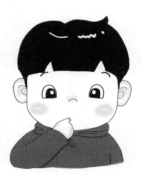

　　孩子溺水后，紧急抢救很重要，要抓住关键的"黄金4分钟"，否则任何的迟疑都会造成大脑不可逆的损伤。

## 孩子身边有哪些安全隐患

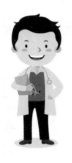

**➕ 医诗说**

小儿意外高峰，数寒冬。出门踱步多看，慢稳中。

家中电，乱线收，杂物拢。刀剪针尖放好，勿放松。

宝宝爱跑爱跳，难免会发生一些意外伤害，曾有新闻报道了儿童因围巾卷入电动车导致颈椎完全断裂的案例。那么，我们应该如何防范孩子身边的一些安全隐患呢?

## 孩子身边的安全隐患Q&A

**我们经常看到很多宝宝的意外伤害事件，宝宝身边的隐形杀手有哪些?**

专家回答：孩子在生活中会碰到各式各样的意外伤害，现总结如下，请家长们高度警惕。

（1）冬天外出尤其是雪天出门一定要掌握三点原则：稳、慢和看。一定要看来自各方向的车，走路不要过于急切，要慢行，一步一步踏实地走。

（2）自行车或电动车族要注意行车中不要滑倒或与汽车相撞，以免造成宝宝的伤害，更需要注意不要让宝宝的鞋或衣服绞入车轮当中造成伤害。

（3）汽车族要注意慢和让，不要让宝宝坐在副驾驶位子上，一定要坐在后排安全座椅上，同时要正确安装质量合格的安全座椅。我们在这方面看到太多的惨痛教训了，希望各位家长务必关注。

（4）带宝宝滑冰、滑雪时要去正规的场所，活动前带好专业防护用具并充分做好热身运动，注意不要与成人发生碰撞，避免孩子身体因过度疲劳而受伤。室内地面最好铺木地板，水泥地面应铺地毯；卫生间、厨房地面应铺防滑材料。尽量避免安装弹簧合叶及玻璃门；房门应向外开，应注意避免挤压儿童手指。

（5）桌子等四角家具套上保护套，防止婴幼儿碰伤；婴幼儿睡觉的床应该有有效高度的护栏，以免宝宝跌落摔伤；不要用折叠椅，以免摔伤或夹伤宝宝；桌面不要铺台布，以免宝宝将其拉下，被桌面上物品坠落造成损伤，如砸伤、烫伤等。

（6）电源插座、开关等的位置最好在160厘米以上的高度，避免宝宝接触；电线不得暴露在外面；使用电风扇、电热器等，应安装防护罩。

（7）桌椅不要放在窗前与阳台上，以免宝宝坠楼落下；窗户、阳台、楼梯应安装护栏。栏杆必须采用竖栏，不得设置横向栏杆。护栏高度不得小于100厘米，栏距不得大于11厘米。

（8）饮水、进食时不要与宝宝嬉笑或斥责宝宝，以免异物阻塞气道，引起窒息；食用羊肉串、烤肠、糖葫芦等不要边走边吃，以免跌倒扎伤。不要给宝宝玩耍或食用过小的、带尖、带刺、带骨、带核的食品，如玻璃球、纽扣、硬币、花生、瓜子、黄豆、荔枝、杨梅、杏等，以免造成气道、鼻腔、外耳道异物。

（9）药品、洗涤用品、清洁用品等要放在宝宝拿不到的地方，以免误服。洗澡前，先放凉水，后放热水；澡盆周围不要放热水瓶、热水壶。大人不要在抱宝宝时饮用热饮料。

（10）刀、剪等锐器应放在宝宝拿不到的地方，饮水、进餐不要用玻璃、陶瓷制品。不要让宝宝玩塑料袋，以免套在头上引起窒息。

以上每一条经验都来自于血的教训，希望各位家长能防患于未然，让宝宝度过一个安全、健康的童年。

专家：白云松

167

# 宝宝异物吸入的急救常识

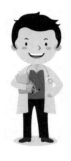

✚ 医诗说

小小果冻万当心，宝宝吸入可窒息。
四十五度斜下躺，指按胸骨促呼吸。

由于宝宝自我控制能力差，安全意识不强，许多可入口的食物如干果、果冻、水果等食用不当均可造成气管吸入而引起异物窒息。家长如何预防宝宝吸入异物？如何正确处理异物吸入的紧急情况？

## 宝宝异物吸入Q&A

据统计，异物吸入以7岁以内儿童多见，尤其是刚学会走路到2岁间的婴幼儿发病多，家长在日常生活中如何预防宝宝异物吸入呢？

专家回答：宝宝在2岁以内依然处于口欲期，除了食物以外，也会用小嘴来感知其他的一切事物，所以非常容易出现异物窒息。所谓窒息，是指异物卡在宝宝的气道里，而不是嗓子或者食道。异物窒息是有生命危险的，所以我们必须做好预防工作，减少意外的发生。

首先是食物的选择，需要特别小心，尤其是对于小宝宝，一些直径小并且相对坚硬的食物，比如花生、瓜子、鸡骨头、巧克力豆等，或者是像果冻一样的需要吸食的食物，都是要尽量避免的，如果非要给宝宝吃，也建议把食物碾碎，然后分次喂服。除了一般的食物以外，配方奶粉也要小心，很多粗心的家长，没有注意未溶解的奶块儿，结果在喂奶的过程中造成宝宝窒息。

其次，喂食物的方法也很重要，尽量不要一次给宝宝喂太多的食物，还有不要在宝宝吃饭的时候让宝宝做其他的事情分心，更不能逗宝宝笑。有些异物窒息的案例就是宝宝一边吃饭一边看电视或者iPad发生的。对于婴幼儿来讲，喂养母乳和配方奶的时候要注意姿势，不要把宝宝放得太平，要有角度，另外，喂完奶不要马上让宝宝平躺睡觉，因为这样很容易使奶液反流造成窒息。

对于会爬行的宝宝及稍微大一点儿的宝宝，异物窒息的来源就不仅仅是食物了。家庭中的小物件儿都会成为孩子的杀手，比如硬币、塑料玩具、毛线球儿、狗粮等，尽量避免让宝宝接触到这些东西是最重要的一步。所以，在给宝宝选择玩具的时候，一定不要选择体积小、容易卡到气管的玩具。

## 宝宝异物吸入是什么表现？如何及时处理？

**专家回答：**根据异物的大小及异物卡住的位置不同，宝宝会有不同的表现。

对于相对较小的异物，比如米饭、菜叶，或者小片儿的塑料，宝宝会出现气道不全梗阻的现象。第一个表现就是呛咳，不停地咳嗽，脸色会变红，甚至会出现呼吸困难。很多家长会选择给孩子喂点儿水，希望可以把异物带下去，这样做不但不会有效果，甚至可能再次呛到气道，因为异物是在气道内，而不是食道内。还有的家长会选择让孩子倒立，希望让重力的作用帮忙把异物倒出来，这样做也不会成功，因为这时候声门会关闭，卡到气道里的异物就像困在屋子里的猛兽。当然，绝大部分的家长会选择把手伸到宝宝的嘴里，试图用手抠出异物，结果当然可想而知了。

宝宝发生小的气管异物阻塞，正确的应对方法：如果是婴儿，让他头朝下，身体搭在你的前臂上，腿搭在你的上臂上，整个手臂向下倾斜45度角，然后用另一只手拍打宝宝的后背，靠撞击的力量挤压胸廓。5下之后如果异物没有出来，可以将宝宝换到另一只手臂上，脸朝上，同样身体放在前臂上，腿放在上臂上，依然向下倾斜45度，用两根手指按压宝宝的胸骨，同样是5下。对于婴儿来讲，90%以上的异物都会被成功取出。

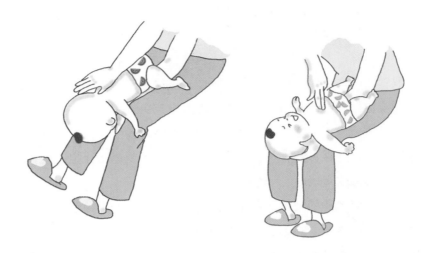

**宝宝小的气管异物的紧急处理手法**

对于一些大的异物，比如玩具、坚果，可能会造成宝宝气道的完全梗阻，表现为呼吸困难、脸色发绀，甚至是呼吸停止，必须马上自行抢救，因为在呼吸停止以后4分钟（黄金4分钟），孩子的大脑就会不可逆地死亡，即使去医院抢救回来生命，也会留下终身残疾。具体的方法：除了上面讲的挤压胸廓和拍打后背，对于大一点儿的孩子还可以尝试挤压腹部。家长可以选择站在孩子的身后，双手环抱孩子的肚子用力向上向后挤压。如果孩子发生了呼吸停止，应该马上进行人工呼吸，用嘴包裹住孩子的口鼻，吹气。由于异物的梗阻，吹气会遇到阻力，但不要担心，大胆地吹气，直到看到孩子胸廓的起伏为止。不用担心可能将异物吹到肺里，在随后医院的就诊中，医生会有办法把它取出，关键是不能让孩子大脑缺氧的时间太长。

至于异物吸入的孩子该何时就医，一定不是在刚刚出现意外时，家长毫无疑义应比任何医生都更能第一时间帮助到孩子。当异物取出以后，根据不同的情况，再来选择是否就医。例如，一些食物碎屑可能吸入肺里造成肺部的感染，那还是要去看医生的，或者一些小的异物进到了肺里，也需要特殊的检查来找到它们的位置。

专家：陈秦生

# 宝宝鼻出血的急救常识

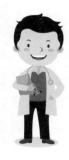

**➕ 医诗说**

秋冬换季鼻出血，天气干燥是主因。
坐立身体向前倾，鼻翼两侧可敷冰。

　　有孩子的父母都有这样的经历，秋冬、冬春换季的时候，自己的孩子经常会出现鼻腔出血，有时候出血不止，场面非常吓人。但更让人害怕的事情是，如果上网搜索儿童流鼻血的相关信息，映入眼帘的都是"白血病""血癌"等可怕的字眼儿。难道儿童流鼻血真的是严重疾病的症状吗？

## 宝宝鼻出血Q&A

**宝宝鼻出血的频率会比成人高，原因是什么？**

　　**专家回答：**宝宝鼻出血主要原因有以下几方面。

　　（1）鼻黏膜干燥是最主要的原因。天气的变化，尤其是冬天，室内空调和暖气的作用下，大量的水分丢失，黏膜下的鼻腔小血管就容易破裂出血。

　　（2）鼻腔内血管畸形出血，虽然这种情况比较少见，但通常都是出血量比较大，而且短时间内反复发生。

（3）鼻中隔偏曲是儿童反复鼻出血的常见原因，主要是偏曲的鼻软骨会压迫鼻黏膜血管，造成反复的出血。

（4）凝血功能障碍，这就是家长非常担心的血液系统疾病，例如白血病。但必须要强调的一点，凝血功能障碍的早期表现并不是鼻出血，而是皮肤的散在出血点，或者是瘀斑。影视作品中通常有主人公鼻出血就一定是患了白血病，这其实是很大的一个误区。

## 应对和预防宝宝鼻出血，家长该做些什么？

专家回答：很多家长认为孩子左鼻孔流血，应该举右手，反之亦然，另外就是要仰头，千万不能低头，但这样做是对的吗？有科学依据吗？其实上述做法是不科学的，正确的处理方式是：

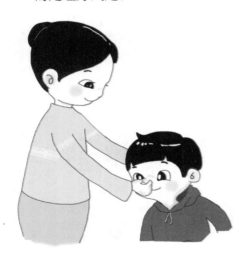

宝宝鼻出血时身体稍前倾，大人
用手压住宝宝的鼻子

（1）宝宝坐立，身体向前倾。

（2）大人压住宝宝的鼻孔10～15分钟。

（3）用冰块放在宝宝鼻子的两侧冰敷。

（4）如果出血15分钟之后还再流血，可以再压住鼻孔15分钟。

生活中，可以通过以下方式来预防宝宝鼻出血。

（1）冬天天气干燥的时候，家里准备加湿器。

（2）常用薄荷油涂抹鼻腔。

（3）让宝宝多饮水。

（4）有严重鼻中隔偏曲的宝宝，需要尽早手术干预。

最后提醒大家，当孩子鼻出血量太大的时候，可能会出现头晕、大汗、脸色苍白，这种情况一定要及时带孩子看医生。

专家：陈秦生

## 宝宝眼外伤的急救常识

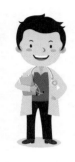

**✚ 医诗说**

> 心灵之窗多脆弱，剧痛充血引注意。
> 流泪畏光莫揉眼，紧急就医方上计。

我们都知道，眼睛是人类心灵的窗口，保护眼睛，有时候和保护生命一样重要。然而眼睛本身又非常脆弱，几乎没有任何保护，眼外伤一旦第一时间处理不及时，就可能带来非常严重的后果。相对于成人，儿童眼部外伤的发生率就更高了。

# 宝宝眼外伤Q&A

### 造成儿童眼外伤的主要原因是什么？

专家回答：异物进入眼内，异物贯通伤，外力直接打击，化学品、火焰、紫外线引起的烧伤，这些是造成儿童眼外伤的常见原因。生活中即使家长们非常谨慎小心，很多危险也是不能避免的，所以尽早发现症状极其重要。

### 儿童眼睛受伤之后都会有哪些症状？

专家回答：儿童眼外伤不一定都会有流血或者伤口，这一点会让很多家长误以为问题不大而错过最佳的治疗时间。有时候孩子眼睛受伤后，不会有太明显的症状，另外受孩子表达能力的限制，家长不能马上注意到孩子眼睛的问题。所以，请一定记住以下眼外伤可能出现的症状。

（1）疼痛：剧烈的疼痛，通常提示有伤口的存在。

（2）红：巩膜充血，是异物飘进眼内常见的症状。

（3）瘀斑：眼球内血管的破裂，会在巩膜形成瘀血斑。

（4）眨眼和流泪：频繁地眨眼和流泪，通常提示有角膜的损伤。

（5）畏光：通常也是角膜损伤的证据。

（6）眼部周围的肿胀：最常见于直接暴力损伤。

**当孩子出现上述眼外伤症状后，家长应该怎样做？**

专家回答：当家长发现孩子出现以上症状的时候，需要马上处理，以免耽误最佳治疗时间。休息和安慰同样非常重要，家长是孩子最信任的人，孩子渴望家长的安慰；明确受伤的原因，可以更有针对性地处理；建议不要让孩子揉眼睛，这一点切记，尤其是有异物的时候；检查眼睛看是否有嵌入的物体或异物；把孩子置于半坐位，有利于降低眼内压力。

**如果孩子眼内有异物怎么办？是不是要尝试把它取出来？**

专家回答：不要试图移除异物，应该用翻转的塑料杯或纸杯覆盖患眼并用绷带固定，紧急寻求医疗援助。

**如果是化学品或热烧伤又该怎么办？**

专家回答：建议不要让孩子揉眼，翻开眼睑直接冲洗眼睛，注意不要污染另一只眼睛；检查并覆盖眼部；寻求医疗援助。

最后要请家长们切记，在带孩子进行危险的户外活动的时候，要戴好护目镜，一旦出现紧急的情况，不要慌乱，按照上述急救常识进行处理。

专家：陈秦生

# 宝宝烫伤、擦伤的急救常识

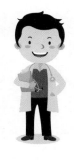

✚ **医诗说**

> 跌打肿痛意外伤，第一处理莫得慌。
> 保持镇定学常识，平日注意谨预防。

宝宝烫伤、擦伤、扭伤、骨折、溺水及异物吸入等是日常生活中最常见的意外伤害，已经成为我国14岁以下儿童最常见的死因，城市中每6个儿童中就有1位发生过意外伤害，每3位死亡的儿童中就有1位是意外伤害所致。前面我们已经对异物误吸总结过急救小常识，本节将讲述宝宝烫伤及擦伤的急救小常识。

## 宝宝烫伤Q&A

**家长该如何在第一时间处理意外烫伤的宝宝？**

专家回答：送到急诊就诊的烫伤患儿，家长绝大部分根本就没有做第一现场处理，患儿就这样在恐慌和疼痛当中被送到了医院，不仅让孩子忍受了更多的痛苦，更是错过了降低烫伤等级的最佳时机。

医学上烫伤按照病理损伤分为三级，Ⅰ度最轻，Ⅲ度最重。如果我们处理得及时和正确，70%的意外会降低烫伤等级，也就是说，孩子可以免受瘢痕的痛苦。一般来讲，Ⅱ度以下的烫伤，基本不会留下瘢痕。一旦家里的孩子发生意外烫伤，我们应该按照以下步骤进行第一现场急救。

（1）迅速暴露烫伤部位，如果冬天衣服太厚，可以考虑剪开衣服；如果发生衣服和皮肤的粘连，不要强硬分离。

（2）用冷水冲洗受伤的部位，注意水的压力不要过大，以免再次损伤皮肤，持续时间要大于30分钟。

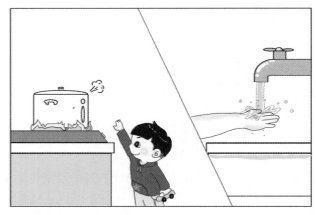

宝宝烫伤后立即用冷水冲洗受伤部位

（3）用干净的布或者毛巾覆盖受伤部位，以免受损的皮肤接触到不干净的东西。

（4）可以给宝宝吃一些止疼药，例如美林和泰诺林，这样可以缓解烫伤带来的疼痛，并且可以让孩子安静下来。

（5）对于婴幼儿的烫伤，建议都要去医院就诊，一是因为感染隐患；二是要评估有无脱水风险。

小苹果问

针对小儿烫伤有哪些误区，即家长应该避免哪些操作？

专家回答：宝宝出现烫伤意外，切记不要做以下事情，以免加重烫伤等级、出现感染、留下瘢痕。

（1）不要在医生没有完成检查的情况下，往受伤部位涂抹烫伤药膏，尤其是颜面部的烫伤，因为有些药膏会造成色素沉着。

（2）不要往受伤部位涂抹牙膏、蜂蜜、酱油等，这些不但不会降低烫伤等级，反而会加重感染的概率，甚至造成瘢痕生成。

（3）如果出现水疱，不要自己在家里自行穿刺挑破。通常来讲，直径小于5厘米的水疱，都可以自行吸收；如果是大的水疱，应去医院，在医生的操作下穿刺。

（4）如果水疱在家中自行破裂，千万不要剪下破损水疱的皮，只要轻轻地把皮覆盖在伤口上面即可。

### 日常生活中该怎样预防宝宝烫伤？

专家回答：小儿烫伤，原因大多是不注意防范家中的安全隐患，造成幼童的意外。据统计，目前在家中的意外烫伤，90%是由热水引起的，这也和我们爱喝热水的文化有关。因此在家中，一定要将热水壶等放置在宝宝不易触及的地方，彻底杜绝安全隐患。另外，给宝宝洗澡、洗脚、洗脸，要先放冷水，再倒热水；带宝宝到户外时，要远离高压电线、石灰水池、强酸或强碱地、热油锅等；大人不要在宝宝旁边吸烟，防止烟头烫伤宝宝。

## 宝宝擦伤Q&A

### 宝宝不小心擦伤出血后，家长该如何处理？

专家回答：儿童的擦伤出血，占整个儿童急诊的30%。急诊医生每天都会处理这种意外出血的儿童。对于没有医学经验的家长而言，如果是大的伤口，出血量多，或者是特殊部位的出血，一定会惊慌失措，有的家长甚至没做任何处理，抱着孩子飞奔到急诊。殊不知，最后危险的不是原来的伤口，而是大量的失血。所以，对于宝宝所有的外伤出血，家长要做的第一件事，就是包扎止血。在包扎止血过程中，注意以下几个原则。

（1）大的伤口，不要用清水去冲洗，只要及时就诊，都不会感染，而冲洗只能造成更多的出血，伤口不易凝固。

（2）发现伤口后，用干净的布、毛巾等直接压迫出血部位，不要试图在家里找无菌的东西压迫，这样只能造成更多的出血。伤口的清理和感染的预防是要到医院之后进行的。

（3）不要拔出镶嵌在伤口里的异物，这样会造成二次的血管、神经损伤，甚至是大出血。如果可以，尝试将异物剪短；如果不行，就在异物周边压迫伤口。异物的最后取出，一定是医生来做，这样损伤才会降到最低。

（4）压迫完伤口后，用布条或者绷带包扎患处，适当加压以达到止血的目的，但切记不要包裹得太紧，以免造成末梢循环的损伤。应在就医的过程中，反复检查受伤部位的皮肤温度、颜色，一旦出现缺血的情况，需要马上调整包扎的压力。

孩子意外烫伤或受伤出血，家长一定要保持镇定，因为孩子如果看到紧张的爸爸妈妈，会感觉更加无助和恐慌。家长要相信，只要及时妥当地处理，损伤的等级一定会降到最低。

专家：陈秦生

## 宝宝扭伤、骨折及宠物咬伤的急救常识

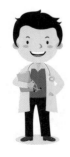

**➕ 医诗说**

扭伤肿胀不着急，放松关节敷冰剂。
骨折固定即送医，宠物咬伤清水洗。

除了常见的烫伤、擦伤，有些宝宝还会在玩乐中出现扭伤、骨折、被宠物咬伤等意外，这时又该如何及时处理呢？

## 宝宝扭伤Q&A

### 宝宝意外扭伤，家长该如何正确处理？

**专家回答：** 宝宝最容易扭到的地方，和我们大人一样，是脚踝。扭伤发生之后，除了疼痛以外，还有肿胀，甚至可以看到皮下出血。家长在带宝宝去医院就诊之前，要掌握下面的处理方法，这样可以明显缩短恢复的时间。

（1）宝宝脚踝扭伤后，迅速脱下患侧的鞋子，不要自行扭动检查踝关节，以免加重损伤。

（2）用冰袋或者其他凉的东西冷敷。

（3）用布条或者绷带加压包扎受伤的踝关节，以减少肿胀。

（4）尽量不要把身体的重量分布到受伤的一侧，如果可能，尽量抬高患肢。

（5）不要用美林、芬必得作为止疼药物，以免加重出血。

（6）在家中观察24小时，如果疼痛加重，建议去医院就诊，除外踝关节骨折。

## 宝宝骨折Q&A

### 宝宝意外骨折，家长该如何正确处理？

**专家回答：** 孩子最容易骨折的部位是手臂的远端，也就是我们常说的手腕儿，因为在走路、奔跑摔倒后，他们会本能地用手去支撑地面，身体的重量瞬间压在瘦小的桡骨和尺骨上，骨折就发生了。发生骨折之后，孩子的第一个表现就是不能活动受伤的手臂，当然还有疼痛，这种疼痛甚至可以剧烈到让孩子休克。那么，如何缓解骨折的疼痛呢？

骨折的疼痛主要来自于骨折断面的摩擦出血。要减少摩擦和出血，就是固定。用什么东西来固定呢？很多人会说木板，可谁又能轻松地在自己家中找到木板呢？其实最简单的方法，就是找到一本杂志。以手臂外伤为例，把杂志弯成一个U形的托儿，把受伤的手臂放到U形托儿里面，然后外面可以包裹上布条儿或者绷带，再用一条头巾或丝巾把手臂吊在脖子上面即可。这样在送孩子去医院的路上及在医院等待就诊的时候，孩子就不会过于疼痛。

家长们要记住，你们永远是第一个出现在宝宝面前的"医生"，您及时正确的处理，会帮助宝宝降低损伤程度和缩短恢复时间，千万不要不做任何处理就去医院就诊，以为是节省时间，却耽误了最佳治疗时间。

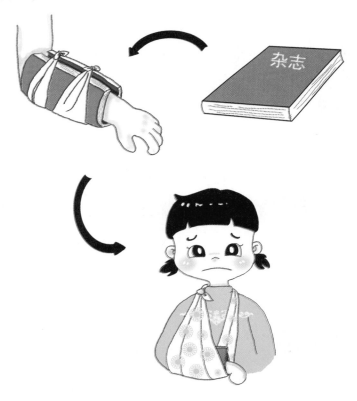

**宝宝手臂骨折的紧急处理**

# 宝宝被宠物咬伤Q&A

## 宝宝若被宠物如狗、猫咬伤，家长该如何处理？

**专家回答：**随着现在大家生活水平的改善，很多家庭在有了宝宝的情况下，还拥有一只或者多只宠物。孩子和宠物的接触当中，难免会有意外发生。猫狗的咬伤、抓伤逐渐成为急诊室的常见病种，很多家长会担心孩子感染狂犬病毒，下面就介绍一下如何处理这些意外。

通常情况下，宠物咬伤或者抓伤会出现如下不同等级。

（1）受伤的部位没有明显的痕迹。

（2）受伤的部位有明显的痕迹，出现血印，但没有破口。

（3）受伤的部位有破口，并且有活动出血。

不论以上哪种伤口，我们需要马上做的都是用清水冲洗，自来水或者瓶装矿泉水都行，关键是洗的方法。前两类伤口比较简单，但有破口的伤口像瓣膜一样多半是闭合着，所以必须掰开伤口进行冲洗。用水对着伤口冲洗虽然有点痛，但也要让宝宝忍痛仔细地冲洗干净，这样才能防止感染。冲洗之后要用干净的纱布把伤口盖上，用绷带或者布条加压包扎伤口。

千万不要做以下事情，以免造成继发感染。

（1）用止血药粉或者药膏涂抹伤口。

（2）用牙膏、醋等非医疗物品冲洗伤口。

（3）用嘴去吸吮伤口。

## 宝宝被宠物咬伤后，是否一定要注射狂犬疫苗？

**专家回答：**狂犬病是被感染了狂犬病毒的病狗咬伤引起的。得了这种病的人，常常表现为高度兴奋和激动，恐水、怕水，对声、光、风、痛等刺激呈敏感状态，稍受刺激便会发生咽喉部肌肉痉挛。病人由于唾液分泌量增多可流涎，大汗淋漓，最后可发生进行性的肢体瘫痪而死于呼吸和循环衰竭。到目前为止，狂犬病发病死亡率几乎为100%。

虽然狂犬病危害很大，但并不是所有动物咬伤都需要注射狂犬疫苗。我们的家庭生活中，除了猫和狗，其他一般的宠物咬伤是不需要注射狂犬疫苗的，例如：兔子、龙猫、仓鼠、乌龟等，甚至是猴子、羊、马、牛的咬伤也是不需要注射狂犬疫苗的。狂犬病毒只通过有限的动物传播，例如：野外的狐狸、狼、蝙蝠等。现在很多家长因为知识的欠缺，给孩子注射了没必要的疫苗，不论在经济上还是身体上，都是额外的负担。

此外，还有以下几种情况不需要注射狂犬疫苗。

（1）如果是自己家里的宠物，且宠物每年都有接种狂犬疫苗，不论以上三种哪种伤口，都不需要注射狂犬疫苗，只需要处理好伤口即可。

（2）如果是朋友家或者外人的宠物，在确定宠物接受过疫苗的情况下，也是不需要接种狂犬疫苗的。

（3）如果是马路上、村庄里的野狗、野猫，就要看伤口的等级了。没有明显痕迹的伤口，是不需要疫苗接种的；如果是有痕迹、有血印但没有破的伤口，需要去医院注射狂犬疫苗，一般会是5针（分别在0、3、7、14、21天注射）；而如果是第三种伤口，有破口出血的话，在注射狂犬疫苗的同时，需要注射狂犬病免疫球蛋白。

除了关注狂犬疫苗，很多宝妈宝爸在宝宝被宠物咬伤之后会忽略另外一种常见的细菌感染，就是破伤风。如果是有破口的伤口，在考虑接种狂犬病疫苗的同时，还要考虑接种破伤风疫苗。破伤风疫苗的有效期是10年，只要在10年内宝宝有接种过，就不需要再次注射。

最后，提醒那些经常带宝宝接触宠物猫狗的家长，提前给孩子注射预防性的狂犬疫苗，是最有效和合理的避免狂犬病发生的方法。

专家：陈秦生

## 宝宝溺水的急救常识

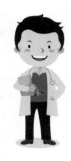

**✚ 医诗说**

夜来夏至泳池满，忽然意外即登岸。

泥沙俱下抢呼吸，按压胸部救命还。

现在很多宝宝在很小的时候就开始学习游泳，尤其是到了夏天，经常会看到这样的新闻，小朋友在游泳的时候发生了意外，有些悲剧甚至发生在正规的游泳场所，主要原因是现场没有懂得正确急救知识的人。家长往往认为自己的游泳技术好，即使孩子出现什么意外也可以马上被解救上岸，但恰恰忽略了上岸之后进一步的急救。

## 宝宝溺水急救Q&A

**如果小朋友在游泳或者洗澡的时候发生了溺水意外，在第一现场的家人该如何紧急救治？**

专家回答：关于溺水，确实是伤害儿童的一个主要危险因素，尤其是到了夏天，医院门诊都会接诊到这样的患者。家长往往非常痛苦，一方面是因为看到孩子生命垂危，另一方面也为自己的无所作为感到沮丧。

儿童溺水之后，出现的最危急的情况就是呼吸停止。我们的声门会在呛水之后保护性地关闭，这就意味着大脑开始停止供氧。所以，当孩子被转移到岸边之后的急救要非常迅速，把握好"黄金4分钟"。任何的迟疑都会造成大脑不可逆的损伤，下面介绍该如何进行急救。

（1）当溺水的孩子被救上来后判断是否有呼吸。

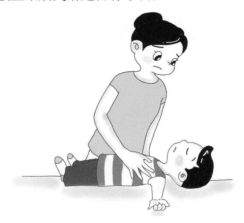

溺水的孩子被救上岸后首先检查其有无呼吸

当溺水的孩子被救上来后，我们又应该怎样做呢？首先大人要判断孩子的意识、呼吸是否存在。拍打孩子同时在5~10秒钟检查他的呼吸，如果他有反应、有呼吸，我们就认为其还有生命的体征存在。这时首先要处理好他的呼吸道，把嘴里的泥沙、水草清理干净，防止发生窒息。

（2）按正确方法取出阻塞气道的泥沙、水草和其他可能的异物。

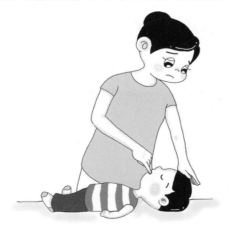

取出阻塞气道的泥沙、水草等异物

溺水的孩子经常会有泥沙、水草堵塞他的气道，所以大人要常规打开孩子的口腔，检查孩子口腔里有没有泥沙和水草。如有泥沙和水草在嘴里，用大人的小拇指在凝视情况下把泥沙、水草取出来。然后，大人用一只手扶住孩子的额头，另外一只手的食指放在他的下巴颏部分，轻轻地让头部后仰，这个动作可以开放被悬雍垂由于重力的原因下坠造成的阻塞。

（3）根据孩子口鼻大小进行正确的人工呼吸。

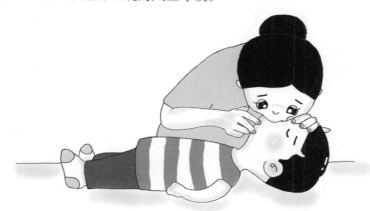

用一只手扶住孩子的额头，另外一只手的食指放在他的下巴颏部位，
轻轻地让头部后仰，对孩子进行人工呼吸

人工呼吸要根据孩子口鼻的大小来进行。如果是比较大的儿童，大人可以进行口对口的吹气；如果是小婴儿，大人可以进行口对口鼻的吹气。吹气时间1秒钟，间隔时间1秒钟，两次通气大概4秒钟完成。只要看到胸部或腹部有明显的起伏就可以了，注意的是在吹气的时候也要保持气道的通畅，千万不要一吹气又把下巴颏给压下去了，这样反而会造成气道的梗阻，或者是把气吹到胃里，造成胃人工反流，就会使气道的管理更加困难。

（4）根据孩子的身材大小做胸部按压。

对孩子进行人工呼吸后，我们开始做胸部按压，根据儿童的身材来做。如果是小婴儿，大人可以用两指在他的两个乳头连线中点下方进行按压。如果是四五岁的儿童，大人手掌放在他的胸部正中间，掌根的位置放在他两个乳头连线的中点和胸骨交界处，放上去，进行单掌按压或者是双掌按压。如果是较大孩子，大人可以进行双掌按压。按压的深度大约5厘米，或者是整个胸壁厚度的1/3左右，按压的频率是每分钟至少100次。

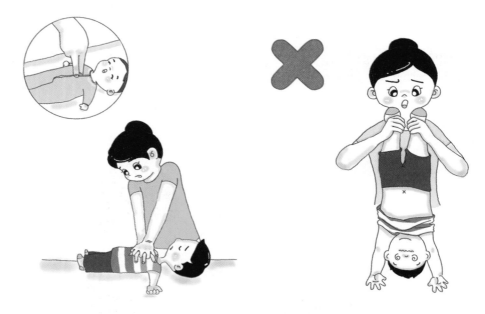

对孩子进行胸部按压，注意小婴儿和
四五岁儿童的按压手法不同

千万不要倒立控水救宝宝

　　以上就是溺水的基本急救指导，当然同样适用于溺水的大人。孩子溺水时切记不要慌乱，按照上述步骤进行抢救，通常情况下孩子都会得救。急救成功的标志就是孩子自主呼吸的恢复，这时候，即使孩子神志恢复正常也要去医院进一步检查，因为呛到肺里的水可能会造成孩子肺部的感染。

　　请千万不要通过倒立控水的方法抢救宝宝。

　　很多家长，认为倒立控水可以救宝宝，但这样却恰恰耽误了救治时间。因为在呼吸停止的情况下，孩子的声门是关闭的，即使倒立，它也不会打开。采取这个姿势控出来的水，都来自胃里面，这样对恢复呼吸没有任何意义。

　　最后，再次提醒家长们，带领孩子下水之前，一定要注意安全，出了意外以后，一定要冷静，按照上面的步骤急救。

专家：陈秦生

应防治感染

第**11**章

宝宝泌尿系统疾病

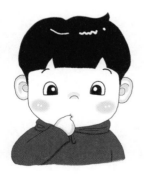

　　感染是宝宝患肾脏疾病的重要原因，如上呼吸道感染、急性扁桃体炎等，应积极防治。

## 男怕伤肝女怕伤肾，养肾要从宝宝做起

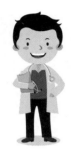

**＋ 医诗说**

男怕伤肝女怕伤肾，宝宝养肾勿生疑。

肾炎肾病须辨清，减少发炎症状起。

中医说，"男怕伤肝女怕伤肾"，在大部分人的意识中，似乎养肾只是成年人的事情。其实不然，中医认为肾乃先天之本，也并非只有成年人的肾才会出问题，而养肾更要从宝宝抓起。

## 宝宝肾脏疾病Q&A

### 小儿肾脏疾病分哪几类？

**专家回答：**小儿肾脏疾病主要分以下几类。

（1）先天性肾脏疾病：这点与宝宝的基因和遗传因素有关。

（2）原发性肾脏疾病：目前很难查明原发性肾脏疾病的根本原因。

（3）继发性肾脏疾病：小儿继发性肾脏疾病比较常见，继发于感染、药物、中毒及其他全身性疾病（如肿瘤、代谢性疾病和风湿免疫疾病）等。

## 宝宝肾脏疾病有哪些症状？

**专家回答：** 小儿肾脏疾病最常见的表现有以下两方面。

（1）肾炎：肾小球肾炎的典型表现是血尿、水肿和高血压，多由链球菌感染所致，发病率相对较高。肾小球肾炎患儿通常需要住院治疗，多卧床休息，限水、限盐、利尿、降压、清除感染灶以及预防并发症；其他如病毒、支原体、细菌等病原体感染都可能出现肾损伤。

（2）肾病：临床上通常表现为肾病综合征，其中大量蛋白尿、低蛋白血症是其主要特征。

## 如何保护宝宝的肾脏？

**专家回答：** 感染是宝宝患肾脏疾病的重要原因，冬末春初是上呼吸道感染和急性扁桃体炎多发的季节。这些疾病可能会因为链球菌感染引起肾小球肾炎，所以，要注意宝宝的饮食营养，加强身体抵抗能力，预防感冒，避免受凉，减少上呼吸道感染、扁桃体发炎等疾病的发生。

另外，一些药物（包括部分中药）也容易损害宝宝的肾小管，引起蛋白尿、管型尿等，这类药物有先锋霉素、庆大霉素、链霉素等；脂溶性维生素，例如维生素A摄入过多，也会引起宝宝尿频、尿急、遗尿等症状，严重的甚至会导致肾小管坏死。另外，磺胺药对肾脏危害也较大。因此，宝宝用药一定要非常谨慎，最好是在医生的指导下用药。

**专家：王京晶**

# 宝宝尿路感染知多少

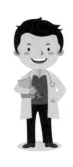

**✚ 医诗说**

尿频尿痛尿异常，尿路感染须提防。

多饮水来勤排尿，少泡泳池温泉房。

　　宝宝由于其生理解剖特点，特别是女婴的尿道短，容易因致病菌的上行感染而患病，如治疗不及时，可能转成肾炎，甚至肾衰竭。那么，家长如何判断宝宝是否有尿路感染？又该如何护理呢？

## 宝宝尿路感染Q&A

 **向** 宝宝尿路感染症状有哪些？家长如何避免宝宝尿路感染？

　　**专家回答：**尿路感染是指病原体在尿路中生长繁殖，侵犯尿路黏膜或组织而引起的尿路炎症，是小儿常见病，一般女孩发病多于男孩。主要表现为尿路刺激症状、尿频、尿急、尿痛，以及遗尿、腹痛、腰痛、尿色异常等。不同年龄阶段症状不一致，年龄越小，尿路刺激症状越不典型，而以发热、寒战、嗜睡、呕吐等全身症状为主。相反，年长儿童则以尿路刺激症状突出，而全身症状不明显。为了预防宝宝尿路感染，日常生活中家长应认真做好宝宝外阴护理，勤换尿布，保持臀部清洁卫生；宝宝所用毛巾及盆应与成人分开，尽量不穿开裆裤；在儿童期应该加强教育，注意会阴卫生，经常清洗臀部，勤换内裤。

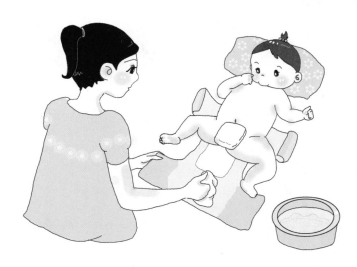

应给宝宝勤换尿布、清洗小屁屁

### 如果宝宝发生尿路感染，家长该如何处理？

专家回答：一旦发现宝宝有尿路感染的可疑症状，应该到医院就医。医生会进行尿常规检查以初步判断是否存在尿路感染。如果条件允许，医生会在应用抗生素之前完善尿培养检查以指导后续治疗，还可能根据宝宝发病年龄、病史、症状及体征选择血常规、泌尿系超声、肾功能、X线等检查。一旦明确诊断为泌尿系感染，应该在医生指导下应用抗生素治疗；同时，注意适当休息，让患儿多饮水、勤排尿，以减少病原体在膀胱内的停留时间。外阴的局部清洁也很重要。宝宝患病期间避免游泳、泡温泉等。

专家：王京晶

## 保护宝宝肾脏从防治感染做起

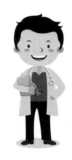

**✚ 医诗说**

> 血尿又头痛，恶心伴水肿。
>
> 谁说肾炎成人事，防范胜晚钟。
>
> 限制盐水入，并发猛如虎。
>
> 卧床休眠少运动，预后笑盈盈。

　　小儿感染严重性可小可大，但有一部分宝宝在表现出典型的呼吸道感染后，会出现眼睑及颜面部水肿、血尿、头痛、恶心等，此时家长要注意宝宝可能有急性肾小球肾炎的发生。急性肾小球肾炎通常指急性链球菌感染导致的肾小球肾炎。据统计，此病患儿占同期住院泌尿系统疾病患儿的53%，多见于学龄期患儿，以4～14岁儿童多见，男：女发病率为2：1。家长该怎样预防并处理小儿急性肾小球肾炎呢？

## 宝宝急性肾小球肾炎Q&A

### 小儿急性肾小球肾炎表现如何？

　　**专家回答：**急性肾小球肾炎多是继发于链球菌感染后的一种急性肾小球疾病。本病好发于学龄儿童，多为急性起病。患病者多以血尿（肉眼血尿或镜下血尿）、水肿、少尿、高血压为主要表现，可伴有不同程度的蛋白尿，严重者甚至会合并心力衰竭、高血压脑病、肾衰竭。

## 导致小儿急性肾小球肾炎的原因有哪些？

专家回答：急性肾小球肾炎的发病与A组β溶血性链球菌感染有关。链球菌侵入人体可以导致急性扁桃体炎、肺炎、脓皮病。小儿常见的传染病——猩红热也是链球菌感染引起的。急性肾小球肾炎为链球菌感染导致的免疫损伤，故多在链球菌感染发病后1~3周才出现肾炎的表现，而不是在感染的同时出现。

## 如果怀疑宝宝得了急性肾小球肾炎，需要做哪些检查才能确诊？

专家回答：如果宝宝有可疑的急性肾小球肾炎的表现，需要带宝宝到肾内科就诊。医生会询问宝宝在发病前1~3周是否存在呼吸道或皮肤感染的病史，一般会对可疑的病患进行尿常规、血ASO（抗链球菌溶血素O，简称抗链O）、血补体C3的检查。一般情况下，临床表现+前驱感染史+ASO增高、补体C3下降，即可确诊本病。

## 小儿急性肾小球肾炎的治疗原则有哪些？家长该如何护理？预后情况又如何？

专家回答：急性肾小球肾炎的患儿应注意休息，根据病情限制盐分、水分、蛋白质的摄入，同时进行对症治疗（利尿、降压等），预防急性期并发症，保护肾脏功能。目前，国内多会选择青霉素类药物清除感染灶治疗，疗程10~14天，青霉素过敏者可选用大环内酯类药物。本病患儿急性期需要卧床休息2~3周，肉眼血尿和水肿消失、血压正常才可下床轻微活动。血沉检测正常可以上学。3个月内应避免剧烈运动。本病患儿大多数预后良好，95%的病例能完全恢复，小于5%的病例可持续存在尿检异常，小于1%的病例死亡（死因主要为急性肾衰竭）。

**小苹果问**

**日常生活中，家长如何避免或减少宝宝患急性肾小球肾炎的机会？**

专家回答：急性肾小球肾炎与链球菌感染有关，当机体抵抗力下降或损伤时，链球菌可引起呼吸道或皮肤脓疱疮感染，因此预防链球菌感染成为关键。锻炼身体、增强体质、改善居住环境、注意皮肤清洁等措施可以预防呼吸道和皮肤感染。一旦发生感染应积极治疗，能够大大降低急性肾小球肾炎的发病率。

专家：王京晶

# 儿童肾病综合征可以康复

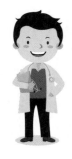

**✚ 医诗说**

> 肾病综合征，高脂尿蛋白。
> 感染将反复，饮食须三低。

肾病综合征是儿科常见的一种肾小球疾病，以3~5岁学龄前儿童多见，男孩发病率高于女孩，具有大量蛋白尿、低白蛋白血症、高脂血症和水肿四大典型临床表现。当患儿出现上述尿蛋白及血白蛋白、血脂改变时，家长并没有意识到孩子生病了，只有当患儿出现水肿才会引起家长的注意。

# 儿童肾病综合征Q&A

小苹果 问

## 儿童肾病综合征如何分类和分型？

**专家回答：** 肾病综合征按病因分三类，即原发性、继发性和先天性。原发性肾病综合征最常见，其病因至今尚不明确。原发性肾病综合征又分为两型，即单纯型及肾炎型，单纯型最多见。如果孩子只有上述典型临床表现即为单纯型；如果除了典型表现外，还有以下4项之一或多项者称为肾炎型。

（1）2周内分别3次离心尿检查红细胞≥10个/高倍视野（HPF），并证实为肾小球源性。

（2）反复或持续高血压，并除外糖皮质激素（如泼尼松）引起。

（3）肾功能不全（出现氮质血症）。

（4）低补体血症。

继发性肾病综合征指继发于明确病因，临床上最常见的有紫癜性肾炎、狼疮性肾炎、乙型肝炎病毒相关性肾炎、链球菌感染后肾炎等。先天性肾病综合征临床不多见。

小苹果 问

## 导致肾病综合征患儿复发的常见原因有哪些？如何预防？

**专家回答：** 令肾病综合征患儿及家长最苦恼的是该病的复发问题，主要指的是对激素或免疫抑制剂敏感的孩子。家长在遵照医嘱给孩子使用了激素或免疫抑制剂以后，患儿很快尿量增多、尿蛋白转阴，家长在高兴之余也有些隐约的担忧，因为它复发的可能性非常大，有时甚至是不明原因的复发。根据多年临床经验，我们总结了引起疾病复发最常见的原因及预防措施。

（1）感染是导致肾病综合征复发的主要原因。肾病综合征患儿免疫力低下、蛋白质营养不良，再加上应用糖皮质激素（如醋酸泼尼松）或免疫抑制剂（如环孢素）治疗，使患儿极易合并各种感染。有研究表明，患肾病综合征的儿童在住院期间发生感染的概率为35.9%，而住院超过30天的儿童发生感染的概率则为47.8%。更主要的是，在发生感染的儿

195

肾病综合征

童中有39.1%的儿童本来已经尿蛋白减轻或转阴，但由于感染后再次出现尿蛋白升高，导致病情反复，造成住院天数延长。

上呼吸道感染（俗称感冒）最常见，其次是皮肤黏膜感染、泌尿道感染、消化道感染、口腔或鼻咽部感染等。为了减少感染所致的复发，积极预防感染是最主要的。家长对肾病综合征患儿一定要悉心照顾，不要嫌琐碎麻烦。患儿平时应注意个人卫生，饭前便后勤洗手，保持皮肤的清洁、干燥，及时更换内衣、内裤；居室应开窗、开门通风换气，保持室内空气新鲜；保持儿童用物清洁；患儿避免到人群密集的公共场所（如电影院、游乐场等），外出时应戴口罩；当天气变化时，应注意增减衣物，以防受凉感冒；在感冒流行季节，应避免接触患者，以防交叉感染；注意口腔卫生，进食后漱口，不吃不洁的食物。若怀疑感染应及时就医、积极治疗。

（2）糖皮质激素（如醋酸泼尼松）疗程不足，未遵医嘱正规服药，擅自过早减量。患儿应遵医嘱正规服药并观察副作用。

（3）劳累、作息安排不合理，导致患儿过度劳累，如长时间的跑、跳及进行剧烈体育运动等。为了减少劳累导致的疾病复发，建议家长给患儿合理安排一天的作息，做到劳逸结合，避免剧烈运动。户外散步是可以的，以患儿不感觉劳累为度。

（4）保持心情愉快，不要给予患儿过多的压力。

## 肾病综合征患儿饮食应注意什么？

**专家回答：** 高蛋白质、高脂肪饮食可导致肾病综合征复发。因此，肾病综合征患儿的饮食原则是：低盐、低脂、低蛋白质饮食。当患儿出现水肿或高血压时，建议适当限盐、限水，当水肿消退、血压恢复正常时，恢复正常饮水量，盐的摄入也应该接近正常（菜中应能尝到盐味）。食用油建议选择植物油（如花生油、玉米油等），量应适当控制。含蛋白质丰富的食物也应适当控制摄入量，选择含优质蛋白质的食物（如鱼肉、鸡肉、猪肉、牛奶、鸡蛋等）。如果既往对某种食物过敏，不可再食用。

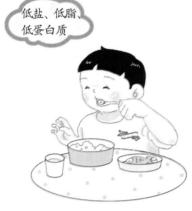

低盐、低脂、低蛋白质

患肾病综合征的宝宝
饮食要特别注意

**专家：于 力**

# 第12章

## 其他热点问题

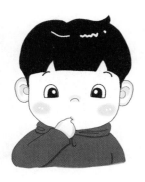

过敏、湿疹、哮喘并不可怕，只要遵从医嘱规范治疗，孩子便能够正常生长发育。

## 宝宝患湿疹，专家有妙招

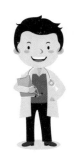

**＋ 医诗说**

> 瘙痒皮疹漫全身，饮食不当积液深。
> 宽松棉衣常护肤，通风换气除尘螨。

寒冬时节，宝宝皮肤防御能力较差，风吹、温度变化、毛绒衣物等刺激，使得宝宝患湿疹的机会增加。那么，如何避免宝宝患湿疹？湿疹表现如何？又该如何处理呢？

## 宝宝患湿疹Q&A

小苹果 问

**宝宝患湿疹的临床特点是什么？家长如何避免宝宝患湿疹？**

**专家回答：**宝宝患湿疹主要有以下几个表现。

（1）瘙痒：其特点是持续性瘙痒，依靠分散注意力也无法解决。安静下来时，瘙痒会加剧，形成继发性加剧、持续性瘙痒的状态。

（2）皮疹形态多样：可能是红色斑点、红色丘疹，也可能是水疱、痂或苔藓样变等，有时疹中有糜烂、渗出。当湿疹处于慢性期时，皮疹部位可能表现得比较干燥，但在急性发作的过程中会有渗出液。

（3）迁延性：湿疹容易反复发作，从一部位迁延到另一部位，而且症状不易消除。

如果湿疹在急性期治疗不当，会转为慢性泛发性湿疹，即可以发生于全身任何部位。

家长如何避免宝宝患湿疹？

（1）饮食不当是引起湿疹的重要原因。对于过敏体质或抵抗力弱的宝宝应尽量选择母乳喂养，若无母乳时，要适当选择辅食进行喂养。添加辅食的量要由少到多，以便观察宝宝对何种食物过敏；食物以清淡饮食为好，少盐，以免体内积液太多而易引发湿疹。

（2）衣物方面，贴身衣服可选用棉质材料，所有衣领最好是棉质的，衣着应较宽松、轻软。床上被褥最好是棉质的，衣物、枕头、被褥等要经常更换，保持干爽。日常生活护理方面要避免过热和出汗，并让宝宝避免接触羽毛、兽毛、花粉、化纤等过敏物质。衣被不宜用丝、毛及化纤等制品。

（3）洗浴护肤方面，宝宝要尽量避免香水、化妆品以及碱性肥皂的刺激，避免用去脂强的碱性洗浴用品，选择偏酸性的洗浴用品。护肤用品选择低敏或抗敏制剂护肤。

小苹果问

## 如果宝宝已经患湿疹，家长该如何护理？如何选择药物及何时就医？

专家回答：如果宝宝已经患有湿疹，家长应注意以下几点。

（1）喂养方面：提倡母乳喂养。为了保证儿童的正常生长发育，除有明确食物加重湿疹证据外，不必禁食奶类，建议婴儿期加喂蛋类辅食拖延至6个月后。

（2）穿着方面：湿疹儿童穿着宜选择棉、软、宽松衣物，避免人造纤维和毛织品直接接触皮肤，不用羽毛枕、被，衣物清洗不要选用碱性、刺激性强的洗洁剂，洗涤时尽量漂洗干净。

（3）皮肤清洁护理：婴儿湿疹皮肤清洁不宜用人的乳汁，用温凉清水轻洗皮肤即可，沐浴液、香皂、护肤品选择添加成分简单、刺激性小的。冬季减少洗浴次数，浴后应用保湿霜，并且要每天多次地使用润肤霜。

（4）居室环境卫生：湿疹患儿居室要求凉爽、通风、清洁，为避免屋内尘螨吸入，建议用湿拖把清扫房间。冬季居室应使用加湿器以提高环境湿度。

如果宝宝处于湿疹的急性期，表现为弥漫性潮红，出现丘疹、水疱、糜烂、渗液、结痂。皮损呈片状或弥漫性，无明显境界，泛发全身。炎症明显，浸润糜烂，自觉灼热瘙痒，夜间哭闹，影响到睡眠，就必须到医院就诊。在选择药物方面必须在医生的指导下用药。仅有皮肤干燥时，采用保湿润肤剂，寻找和避免刺激因素。轻—中度特应性皮炎，外用弱中效外用糖皮质激素或钙调神经磷酶抑制剂；中—重度特应性皮炎，外用中强效外用糖皮质激素；顽固—严重特应性皮炎，采用系统治疗、紫外线疗法等。

请家长注意：婴儿期湿疹是病程长、易反复的疾病，其中约80%患儿2岁左右可缓解或痊愈，无传染性，不影响患儿的健康和生长发育。宝宝患湿疹不必追求一次性治愈，重要的是配合医生将患儿临床症状控制在较轻水平，帮助患儿顺利度过婴儿期。

专家：李华荣

# 应对儿童季节性过敏

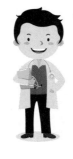

**＋ 医诗说**

春暖花开换季时，眼鼻肺肤过敏季。
过敏治疗遵医嘱，避免反复悔既迟。

春暖花开的季节，空气中各种花粉颗粒浓度偏高，因此一些过敏体质的孩子就会出现相关过敏的表现，如鼻痒、鼻塞、打喷嚏、流涕、揉鼻子、揉眼睛、咳嗽，如不好好控制还有可能出现喘息。家长应该注意些什么？如何及早发现孩子的过敏症状？家中如何处理？什么情况下应到医院就诊呢？

# 季节性过敏Q&A

## 儿童常见的过敏症状有哪些？

专家回答：宝宝过敏时，多系统可出现相应症状。

（1）皮肤：湿疹、皮肤瘙痒、荨麻疹。

（2）鼻：打喷嚏、流鼻涕、鼻塞、鼻痒。

（3）眼：眼睛痒、结膜充血、流泪。

（4）肺：咳嗽、喘息、胸闷、呼吸困难。

（5）消化道：呕奶、呕吐、腹痛、腹泻、便秘。

## 儿童过敏常和哪些因素有关？

专家回答：过敏主要与环境和遗传有关。世界上千千万万的物质都可能成为各种过敏性疾病的过敏原，常见的过敏原有尘螨、真菌、花粉、动物毛发或皮屑等。流行病学调查发现：父母双方没有任何一方有过敏性疾病家族史，其下一代发生过敏的机会为19%；若父母其中一方有过敏症状或疾病，其下一代发生过敏的机会上升为32%；若父母双方均有过敏性疾病家族史，下一代发生过敏的机会高达84%。

## 普通感冒和过敏性鼻炎如何区分？

**专家回答：** 出门诊时总能听到一些家长抱怨"我们孩子总爱感冒""我们孩子感冒总不容易好"，其实这里存在一定误区，打喷嚏、流鼻涕、咳嗽并不一定都是感冒的表现。过敏性鼻炎的孩子打喷嚏经常是连续打，有时一天打30余个，伴随着打喷嚏会有大量清涕，鼻痒明显，会经常用手揉鼻子。宝宝感冒会打喷嚏，但不多，流清涕多出现在病初，量不多，鼻痒不明显，多鼻塞明显，除此之外，还会有一些全身症状如发热、无力、肌肉酸痛等。

## 什么是哮喘？如何发现孩子患有哮喘？

**专家回答：** 哮喘是一种慢性气道炎症性疾病，这种炎症不同于一般细菌、病毒感染引起的炎症，而是一种变态反应性疾病。由于这种慢性炎症的持续存在，导致气道呈高反应状态，当接触诱因时，引起气道收缩、狭窄，造成呼吸不畅，可有反复发作的胸闷、咳嗽、喘息、呼吸困难等。当孩子在半夜或清晨反复出现咳嗽、喘息、胸闷、呼吸困难，多与接触变应原或呼吸道感染、运动有关，尤其在换季时症状更明显，应注意患有哮喘的可能。

## 哮喘发作与季节有关吗？

**专家回答：** 哮喘发作有季节性和常年性。季节性者多为室外真菌、花粉所致。春秋季各种花粉在空中飘浮，过敏体质的孩子吸入后会出现鼻痒、打喷嚏、咳嗽和哮喘发作。此外，春秋气候多变，对支气管产生刺激，诱发哮喘。常年发作主要为室内过敏原如尘螨、室内真菌等所致，无明显季节性。婴幼儿哮喘最易发生在冬季，与呼吸道感染密切相关。

**小苹果问** 如何预防花粉过敏？

专家回答：怀疑对花粉过敏者尽量避免花粉高峰期外出，应在室内活动；不要到树木、花草多的公园或野外活动；如果要外出，应戴口罩；避免在室内养花；花粉高峰期应尽量关闭居室门窗，防止刮风时花粉进入屋内；开门窗时挂湿窗帘，可阻挡或减少花粉侵入。

**小苹果问** 如遇到宝宝过敏表现在家中如何处理？何种情况需立即就诊？

专家回答：若患儿既往有过类似表现的过敏性疾病史，在家中可以服用氯雷他定、西替利嗪等抗过敏药物。过敏性鼻炎患者还可以应用激素类鼻喷剂，哮喘的患者可以泵吸激素及支气管扩张剂，而后到医院进行系统检查，遵从医嘱，规律治疗。当患儿喘憋明显、呼吸急促、端坐呼吸、烦躁不安、说话不能成句时应立即到医院就诊。

总之，过敏性鼻炎、哮喘并不可怕，经过正确的治疗，一般不会影响孩子的生长发育，也不会造成心肺功能的长期损害。若不遵从医嘱规律治疗，反复发作，会对孩子身心造成不良影响。

专家：张　奕

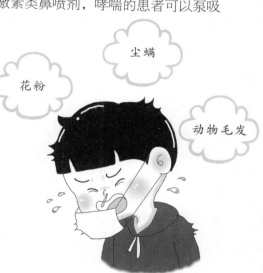

多种过敏原能引起宝宝过敏

## 中医说小儿过敏性紫癜

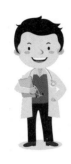

**✚ 医诗说**

> 过敏紫癜血症斑，冬春多发症多端。
> 嗜肥贪辛惹邪气，中医或有妙手安。

　　过敏性紫癜是较为常见的小儿自身免疫性疾病，属于中医学的"血症""紫斑"等范畴，目前发病原因不明。本病以广泛的小血管炎症为病理基础，皮肤紫癜、消化道黏膜出血、关节肿胀和肾炎等症状为其主要临床表现。冬春季发病多。针对过敏性紫癜的治疗，中医有其独到之处。

## 小儿过敏性紫癜Q&A

### 小儿过敏性紫癜是由什么原因引起的？

　　**专家回答：**小儿过敏性紫癜的病因尚不完全清楚，感染（细菌、病毒、寄生虫等）、食物（牛奶、鸡蛋、鱼虾等）、药物、花粉、虫咬及预防接种等都可以作为致敏因素，使具有敏感素质的机体产生变态反应，从而造成一系列损伤。然而，除少数患儿与食物过敏、昆虫叮咬或接触某些化学药物有直接关系外，大多数病例查不到所接触的抗原。多数患儿在发病前1~3周有上呼吸道感染史。

过敏性紫癜中医辨证一般分为实证和虚证两大类，实证多为血热、湿毒、瘀血，儿童多见实证，大多由于患儿长期嗜食肥甘厚味或辛辣之品或平日穿衣过厚导致热毒内蕴，也有部分患儿于外感六淫邪气后未及时驱邪或调护不当导致邪热留恋经脉所致。虚证多为阴虚火旺和脾肾不足，多见于久病患儿。

## 小儿过敏性紫癜的症状有哪些？

**专家回答：**本病多起病急骤，多以皮肤紫癜为首发症状，也可早期表现为不规则发热、乏力、食欲减退、头痛、腹痛及关节疼痛等非特异性表现。皮疹较轻微或缺如，造成早期诊断困难。一般来说，最常见表现有以下几个方面。

（1）皮肤症状：皮疹多见于下肢远端，其次见于臀部。其他部位也可出现。特征性的皮疹为高出皮肤，压之不褪色，大小不等，对称分布的红色或紫红色皮疹。皮损部位还可形成出血性水疱，甚至坏死、溃烂。

（2）关节症状：大多数患儿有关节肿痛，在发病早期可出现四肢、躯干、头部的血管神经性水肿，表现为皮肤肿起大包，压痛明显，有的肿包伴有瘀斑，易使家长误以为是宝宝磕碰所致。

（3）消化道症状：较为常见，最常见症状为腹痛，同时可伴有呕吐。约半数患儿大便潜血阳性，部分患儿出现黑便甚至血便，严重患儿甚至呕血。少数患儿可并发肠套叠、肠梗阻、肠穿孔及出血性小肠炎，需要外科手术治疗。如果腹痛出现在皮肤症状之前，易被误诊。

（4）肾脏表现：可发生于病程的任何时期，但多数于紫癜后2~4周出现，也可出现于皮疹消退后或疾病静止期。病情轻重不等。

（5）其他症状：较少见，如中枢神经系统症状，心肌损害、肝损害等表现也偶见发生。

## 一般需要做哪些检查以判断小儿过敏性紫癜？

**专家回答：**本病无特异性实验室检查，但需查血常规除外血小板减少性紫癜，查自身抗体谱除外系统性红斑狼疮等其他风湿类疾病。

### 家长怎样护理过敏性紫癜患儿？

**专家回答：** 急性期应注意休息，避免感染，保持心情舒畅，忌食生冷、辛辣、油腻等食物。若症状显著最好先进食免动物蛋白饮食。尤其要注意目前市面上的许多零食、饮料（包括方便面、火腿肠等）因添加色素、防腐剂等，对患儿会有一定影响，建议尽量避免食用。切忌饱食。若有腹部症状，一般建议流食甚至禁食，待病情平稳后再逐渐添加饮食，并可逐一添加动物蛋白如肉、蛋、奶，但一些食品如牛羊肉、海鲜等短期内不建议食用。

在急性期建议避免剧烈运动，如有明显的关节肿痛建议卧床休息，若病情缓解可从事一些比较轻松、不费体力的活动如看书、画画、散步等。病情完全缓解后可逐渐恢复体育活动。平时注意休息，尽量避免熬夜、过劳。

### 针对小儿过敏性紫癜，有什么治疗方法？

**专家回答：** 西医治疗主要为肾上腺皮质激素治疗，但仅用在有严重消化道病变及肾脏病变严重时（肾病综合征或急进性肾炎）。对严重病例可用丙种球蛋白冲击治疗或加用免疫抑制剂治疗。

针对不同症状可予以对症治疗，如有腹痛时予以静点西咪替丁抑酸止痛。针对皮肤与关节症状，西医无特殊治疗方法，可适当服用中药治疗，但一定用正规中医院中医师开具的处方。本病配合中药治疗能明显减轻患儿的临床表现，减少复发，改善预后。

### 小儿过敏性紫癜的预后怎样？

**专家回答：** 本病为自限性疾病，多数患儿预后良好，但本病易复发，复发间隔时间数天至数月不等。部分遗留有严重后遗症如肾病综合征的患儿预后不良。

**专家：陈　黎**

# 警惕宝宝颈部的包块和小洞洞

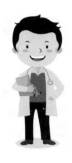

**➕ 医诗说**

> 脖颈中线现肿块，警防瘘管与囊肿。
> 反复感染当手术，术后医护重之重。

甲状舌管囊肿与瘘管（小洞洞）是颈部常见的先天性疾病，多发生于儿童与青少年，成人很少患该病。主要表现为孩子颈部缓慢生长的肿块或瘘管，如果没有感染，则没有特殊症状。很多妈妈对宝宝这一疾病缺乏足够的认识，本节内容将详细解答宝宝甲状舌管囊肿与瘘管的问题。

## 颈部包块和瘘管Q&A

**宝宝为什么会得甲状舌管囊肿与瘘管？**

**专家回答：** 宝宝的整个发育成长过程是很复杂的，只有按照必需的规律发育成长，才能长成一个完全健康的宝宝。患有甲状舌管囊肿与瘘管的宝宝，是在生长发育过程中出现了失误，该退化的没有退化好，该闭锁的没有闭锁完全，是一种先天性疾病。

患儿脖子上的包块或小洞洞几乎位于颈部的中线，这一现象与这种疾病的形成原因是密不可分的。当宝宝还在妈妈肚子里的时候，甲状腺是由口底向颈部伸展的甲状腺舌管的下端发生的。随着宝宝的生长，甲状腺舌管会自行退化闭锁，但仍会在上端残留一个小孔，称为舌盲孔。如果宝宝在这个过程中，甲状腺舌管退化不全或未完成闭锁，则会在颈部前面中线的位置上出现包块或是瘘管。一般瘘管（小洞洞）是因为囊肿（包块）反复感染、破溃、穿透皮肤造成的。

请家长们不要过分担心，正确的治疗完全可以弥补孩子发育时的这一失误，让孩子成为一个健康的宝宝。

## 患有甲状舌管囊肿与瘘管的宝宝该如何治疗？

专家回答：甲状舌管囊肿与瘘管是一种先天性疾病。也就是说，只要没有严重的脏器损害、凝血功能障碍等手术禁忌证，手术治疗是根治的唯一办法，但需要考虑以下几种特殊情况。

（1）如果孩子还不到1岁，未发生过感染或囊肿较小可以考虑暂不治疗。

（2）如果孩子已经有过感染的情况，或者反反复复地发生感染，建议尽早带孩子到医院进行积极的抗感染治疗，等到感染控制2~3周以后再手术。一般有过一次感染的孩子，以后就容易反复感染，影响孩子的生活质量。所以，控制感染后尽快手术治疗是最理想的选择。

（3）如果孩子还患有心脏、肝脏、肾脏等重要脏器的疾病，须请各科临床医生会诊，综合考虑手术的利弊而决定是否为孩子手术治疗。

（4）手术后的孩子可以按计划进行预防接种。

## 患有甲状舌管囊肿与瘘管的宝宝术后需要注意什么？

专家回答：患有甲状舌管囊肿与瘘管的宝宝，术后要对其进行精心照顾，严格按照注意事项执行。患儿回家后，一定要保持颈部伤口清洁，避免感染，术后7天复查拆线。术后1个月门诊复诊。如果孩子有声音嘶哑、憋气或呼吸困难，发热，颈部及双下颌区肿胀、波动感、疼痛，吞咽痛或吞咽困难等不适症状，应立即到医院就诊。

甲状舌管囊肿属儿童先天发育畸形，手术切除是唯一彻底治疗手段，但由于该病术后复发概率较高，故需警惕复发可能性。孩子出院后，更需要患儿、医生和家长的配合努力，才能让孩子以最快的速度康复。

专家：邰 隽

# 不可忽视的儿童癫痫：宝宝脑中的定时炸弹

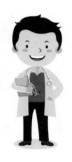

## ✚ 医诗说

我们跳的是没有规则的舞蹈。

我们即兴，我们热烈，我们危险，

我们炙热到无法呼吸。

我们激情到忘记回忆。

这是不由自主的我们。

妈妈啊！

我们吃药，我们手术。

妈妈啊！

我好痛苦！

妈妈啊！

拒绝嗑药，也拒绝酗酒，

如果你还爱我！

癫痫无疑是一种危害很大的疾病，在儿童阶段它的危害尤其严重。正确认识癫痫、如何预防及处理，是家长应该知道的基本常识。

## 儿童癫痫Q&A

小苹果 问

### 什么是儿童癫痫？

专家回答：从本质来讲，癫痫是因为一部分脑细胞不受控制地异常放电，这种异常的电活动不仅影响已经受损的这部分脑细胞，还通过神经网络传递到其他脑细胞甚至大部分脑细胞，引起很多脑细胞一起异常放电，表现出各种各样的症状，最主要、最常见的是发生肌肉抽搐，可以是一部分肌肉抽搐，也可以是全身抽搐还伴有意识不清。

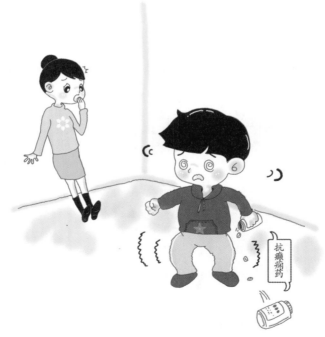

癫痫最常见的表现是肌肉抽搐

## 癫痫的病因是什么？如何预防？

**专家回答：**理论上讲，任何能引起脑细胞损害的疾病均可以导致癫痫，为便于表述，在这里把癫痫的病因分为两大类。

（1）遗传因素：某些类型的癫痫为单基因遗传病，也就是说，出现了这些基因的突变，就很可能会发生癫痫病。另外，还有其他一些遗传病会伴有癫痫发作，如遗传代谢性疾病、结节性硬化、神经纤维瘤病、线粒体脑病、溶酶体贮积病等。对这类单基因遗传病，预防显得尤其重要。如果在家族中有癫痫病人，无论是否得到有效控制，他的基因都不可能得到修正，也就是应该进一步查清楚，该癫痫病人是否为遗传性的，才能及早采取措施，避免在下一代中再出现癫痫病人。

（2）非遗传性的因素：这类因素非常多，从母亲孕期开始，如母亲怀孕期间的病毒感染、酗酒、服用药物、接触毒物等均有可能损害胎儿的脑细胞，使出生后的婴儿出现癫痫发作。新生儿出生过程不顺利，出现产伤、颅内出血或生后窒息脑缺氧，引起缺氧缺血性脑病；低血糖引起脑损伤；黄疸引起胆红素脑病；重症感染引起败血症、化脓性脑膜炎；等等。这些也是症状性癫痫的重要病因。孩子稍大以后，还可能患各种中毒性疾病、脑外伤、病毒性脑炎、脱髓鞘脑病等，这些疾病均可能遗留癫痫。当然，还有一些目前还无法预防的疾病，如脑发育不良、脑肿瘤和脑血管畸形等。因为这类病因非常多，从预防癫痫来讲，应该重视产检及优生优育，及早发现和积极治疗原发病，加强脑保护，避免出现或加重脑损害。

## 孩子患了癫痫，会有怎样的危害？

**专家回答：**癫痫的直接危害有以下几方面。

（1）首先一部分脑细胞的异常放电，对周围脑细胞的功能会产生很大影响。反复的异常电活动使脑细胞损害的范围不断扩大，发展下去患儿的记忆力、逻辑分析能力和理解力降低，语言表达能力下降，也就是智力受到损伤。对于脑功能还没有发育完善的儿童来讲，这些意味着什么，大家都能想得到。

（2）出现全身性大发作的患儿，因为在发作期间呼吸肌不能有效地工作，将出现呼吸暂时停止，患儿会有严重缺氧，尤其是脑部缺氧。每次这样的大发作超过5分钟，都会对脑部造成不可恢复的损害，并且发作持续时间越长，影响越大，后果也越严重。

（3）癫痫全身大发作时，患儿容易发生舌咬伤出血和呕吐，如果不能得到及时的清理，容易吸入气道，引起窒息死亡，这是癫痫大发作病人独处时死亡的主要原因。

癫痫的间接危害有以下几方面。

（1）一些病史较长的癫痫患儿常表现出自卑、少言寡语、性格孤僻、易冲动发怒、多疑等心理行为问题，严重影响患儿的学业和社会交往。

（2）如果从事某些活动时出现癫痫发作，会直接危及患儿的生命安全，比如游泳时发作。

（3）这种疾病对家庭也会造成不良的影响，带来沉重的负担。

## 如果孩子不幸患上癫痫，应该如何治疗？

**专家回答：**如果孩子不幸患上癫痫病，也不要太过悲观。积极面对是治疗所有疾病的第一要务，癫痫也不例外。就目前的治疗方法来讲，正规的治疗已经可以使绝大多数癫痫病人得到良好控制，所以首先应该树立必胜的信念，到正规的医院，寻求专业人士的帮助和指导，制订治疗计划。下面简单介绍一下目前常用的治疗措施。

（1）药物：药物是所有初诊断为癫痫的病人首选的治疗方法。抗癫痫药物有很多种，每种药物治疗癫痫的类型不同，有些药物对多种类型的癫痫发作均有效，有些类型的癫痫发作也可以有多种药物可供选择。原则是尽量选择一种药物治疗，当然会出现首选的药物治疗效果不好的情况，这时候还可以换用另一种药物，有时候需要两种或三种药物联合治疗。用药越多，副作用也越大，药物相互之间的关系也越复杂，这个可不是1+1=2的简单加法运算，有时候反而是1+1=0.5，甚至是1+1=0.1，比较好的才能达到1+1=1.5的效果，所以尽量用一种药物来治疗。几乎所有抗癫痫药物都是从小剂量开始，逐渐增加剂量，直到癫痫发作得到控制或出现了严重不良反应。为了减少不良反应，加药要慢，为避免停药后癫痫复发、发作加重或出现癫痫持续状态的危重情况，换用一种药物或癫痫得到控制以后的停药过程更要慢。比较乐观一点的是，目前通过合理的药物选择，已经可以使

75%左右的癫痫病人得到良好的控制。

（2）手术：难治性癫痫药物治疗效果不佳，可以选择手术治疗，也有的是在病人强烈要求下选择的。手术前要进行专业的评估，估计有效果才能选择。手术尤其适用于颅内肿瘤、血管瘤、灰质异位、结节性硬化等导致的症状性癫痫而病变又比较局限的病人。有些原发性的局限性发作的癫痫病人，也可以选择手术治疗。对于适应证选择比较好的病人，手术效果还是很不错的，很多药物难治性癫痫，手术后可以达到完全没有发作的效果。

（3）生酮饮食：就是采用高脂—低糖—低蛋白的一种饮食方法，在儿童癫痫病人中应用居多，具体食谱要在专业人士指导下进行。这种饮食因为口感不佳，长期坚持比较困难。这种方法适用于药物治疗效果不佳，又不适宜手术治疗的难治性癫痫病人，有一部分病人可以取得不错的治疗效果。

（4）刺激迷走神经：对多种类型的癫痫有效，但是费用很高，技术要求高，尚未广泛应用，目前主要用于药物治疗效果不佳，不适宜手术治疗或手术治疗失败的癫痫病人。

无论如何，有病乱投医是禁忌，因为担心西药的副作用或偏听偏信，会导致患儿的病情逐渐加重，甚至由药物治疗有效的癫痫转为药物难治性癫痫。

专家：任守臣

# 宝宝"防疟记"——教您防治儿童疟疾

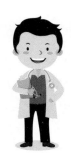

**✚ 医诗说**

上吐下泻打摆子，忽冷忽热汗如血。
驱蚊避害卧床眠，饮食营养勤补铁。

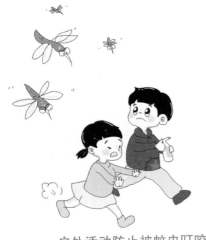

户外活动防止被蚊虫叮咬

宝宝如果得了疟疾，只要科学医治，康复还是指日可待的。目前，我国疟疾控制工作很有成效，只是在云南、海南、贵州等南部地区和安徽、河南、江苏、湖北等中部地区还时有病例发生。世界范围内，疟疾流行地区主要在非洲。然而无论如何，抵抗力偏弱的宝宝始终是重点保护的对象。面对潜在的疟疾，我们又该如何防治呢？

# 防治儿童疟疾Q&A

小苹果

## 疟疾大家常有耳闻，那疟疾到底是种什么疾病？

专家回答：疟疾俗称"打摆子"，是疟原虫寄生于人体所引起的一种传染病。疟疾主要通过蚊虫叮咬传播，多在夏、秋季发病。疟疾发作时，患儿主要表现为周期性的发冷、发热、多汗，长期多次发作后，可能引起贫血和脾大。宝宝自身的免疫系统不完善，是疟疾的主要危及人群。

小苹果

## 宝宝如何预防疟疾？

专家回答：疟疾是一种传染性非常强的疾病，日常防护对宝宝来说十分重要。

（1）在家里时，妈妈需要定期对蚊虫进行综合治理，及时消灭蚊虫及其幼虫。

（2）在户外活动时，需要给宝宝身体暴露的部分涂抹驱避剂，防止被蚊虫叮咬。

（3）在旅游时，妈妈要让宝宝远离疫区，防止被传染。如果必须至疫区，可应用疟疾预防药物。

（4）需要注意宝宝饮食及个人卫生，尽量减少宝宝接触病菌的可能性。

**小苹果问**

宝宝如果感染了疟疾，一般会有怎样的症状表现？

专家回答：宝宝疟疾发作时主要表现出不规则的发热（持续高热或体温忽高忽低），口唇发绀、面色苍白、呕吐、腹泻等症状。宝宝疟疾高热时，往往容易发生惊厥。

**小苹果问**

宝宝患疟疾如何护理和治疗？

专家回答：疟疾患儿的主要护理和治疗如下。

（1）如果宝宝出现如皮肤变黄、嗜睡、癫痫、肢端或皮肤异常苍白等症状，应立即带宝宝到医院进行诊治。

（2）宝宝出现疟疾症状时，要给宝宝提供营养丰富且容易消化的饮食。贫血宝宝还需补充一定量的铁剂。

（3）治疗期间，宝宝要尽量卧床休息，及时退热，防止出现高热惊厥。

专家：韩伟娟

# 事关男宝宝一生的幸福：鞘膜积液

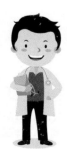

**✚ 医诗说**

鞘膜积液引重视，事关男儿一生情。

及早发现手术疗，术后半月莫洗澡。

鞘膜积液实是男宝宝常见的疾病，主要表现为阴囊或腹股沟的包块，没有压痛，用手电隔着皮肤照射时里面是可以透过光线的，说明里面是透亮的液体。鞘膜积液可以发生在一侧，也可以发生在双侧。如果治疗不及时，可能引起睾丸萎缩，甚至影响将来的生育功能。

# 男宝宝鞘膜积液Q&A

### 男宝宝鞘膜积液是如何形成的？

专家回答：在胚胎早期，睾丸位于腹腔的后上方，随着胚胎的发育，睾丸逐渐下降并最终到达阴囊。而随着睾丸的下移，腹膜沿腹股沟向阴囊方向突出，形成一个通道，称为鞘状突。为了减少睾丸摩擦，睾丸周围通常会包裹一些液体，而这些液体会随睾丸进入阴囊。如果鞘状突随宝宝发育闭合了，而睾丸周围仍有较多的液体积聚，形成包块，称为睾丸鞘膜积液；如果通道未闭合，在宝宝哭闹、活动时腹腔内压力增高，其内的液体顺着通道到达腹股沟或阴囊，而宝宝安静、平卧时，液体又回到腹腔，故而阴囊或腹股沟的包块会有大小变化，称为交通性鞘膜积液；而如果鞘状突部分闭合，液体积聚在腹股沟或阴囊，但不包裹睾丸，则称为精索鞘膜积液。

### 鞘膜积液该如何治疗？

专家回答：首先，睾丸周围包裹有少许液体是正常的，这是一种自身的保护，不需治疗；其次，因为很多鞘膜积液可以在孩子1岁之内自行吸收，所以1岁之内一般不考虑手术治疗。如果孩子1岁以后，腹股沟或阴囊内仍有比较多的积液形成的包块，则应考虑手术治疗。特别是交通性鞘膜积液，主要表现为腹股沟或阴囊内的包块，平时有大小变化（因与腹腔压力变化密切相关），由于有一个通道连接腹腔和阴囊，所以非手术治疗方法很难痊愈，故需手术治疗。

## 鞘膜积液如何和疝气鉴别？

专家回答：鞘膜积液需要跟斜疝也就是疝气进行区别。二者主要的区别就是鞘状突这个通道的宽窄。若这个通道宽，腹腔内的肠管脱出，则为疝气；若通道窄，只有腹腔内的液体流出，则为鞘膜积液。鞘膜积液的包块通常无疼痛，而患有斜疝的患儿可能会有疼痛的表现。要分辨这两者，可以进行B超检查，所以手术前进行一下B超检查还是很有必要的。

## 鞘膜积液术后有什么需要注意的事项？

专家回答：伤口一般位于腹股沟，术后1周伤口可能愈合。要注意保持伤口干燥，术后2周内不要洗澡。1个月内限制剧烈运动。饮食没有特殊要求，但应多进食粗纤维食物，减少便秘的发生，同时还要尽量避免出现感冒、咳嗽，因为便秘和咳嗽都会造成腹压增高，影响伤口愈合。

专家：包 楠

## 呵护血友病儿童

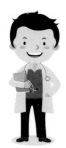

### ✚ 医诗说

天使折翼血友病，出血难止多遗传。
跌打摔伤当避免，早起早睡勤锻炼。

通俗地说，血友病是因为人体内缺少某种凝血因子，造成受伤后出血难止。即便是小小的微不足道的伤口，对于血友病人来说，也是相当麻烦的事情。如果没有旁人及时救护，可能造成严重的后果。在日常生活中，血友病患者长幼皆有，儿童血友病人并不罕见。面对血友病儿童，我们又该如何呵护他们呢？

# 呵护血友病儿童Q&A

## 血友病是什么？

专家回答：血友病是一组由于血液中某些凝血因子的缺乏而导致患者产生严重凝血障碍的遗传性出血性疾病，男女均可发病，但绝大部分患者为男性，包括血友病A（甲）、血友病B（乙）和因子-XI缺乏症（曾称血友病丙）。血友病在先天性出血性疾病中最为常见，出血是该病的主要临床表现。

## 血友病是遗传病，是否意味着家族中只要有人得病，就会子子孙孙都得血友病呢？

专家回答：答案是否定的。血友病中，A和B较为常见，属于性染色体隐性遗传，一般是男性发病，女性传递，在家族里面不一定全部发病。遗传的血友病主要有三个规律：一是当父亲有而母亲无此病时，儿子都不会得病，女儿有50%的概率携带血友病基因；二是携带血友病基因的母亲与健康父亲结合后，他们的儿子有50%的概率患病，女儿有50%的概率是携带者；三是当父亲患此病、母亲是携带者时，男孩有50%的概率患病、50%的概率不患病，女儿有50%的概率会得病、50%的概率是携带者，但这种现象非常罕见。血友病丙属于常染色体不完全隐性遗传，男女均可发病，不遵循上述规律。

## 患血友病的孩子会残疾吗？

**专家回答：** 有这种可能。反复关节腔出血引发的血友病性关节炎是致残的最主要原因。如果我们遵循早治、足量和维持足够时间的原则，可以减轻关节的损伤。

## 血友病目前可以根治吗？我们又该如何照顾血友病儿童呢？

**专家回答：** 很遗憾，目前血友病尚无根治的方法。照顾血友病儿童，可以从以下几点着手。

（1）尽量消除出血的可能性：过度劳累或跌、摔、碰及扭伤等外力引起局部或者是内脏出血；手术、拔牙、注射、针刺等治疗也可引起出血；饮食不当，如食用有骨刺、粗糙、坚硬的食物及其他刺激性食物，引起口腔或者是消化道出血；鼻腔干燥、咽喉肿痛、牙龈炎等也会引起出血；儿童换牙也可能出血。生活中要尽量避免上述情况的发生。

对于血友病患儿应有约束地去活动，不宜进行爬高、蹦跳、踢球、长跑等激烈运动，并做到早睡早起、保证睡眠充足。保护孩子免受咬伤、撕裂伤或钝器伤引起的严重出血。当患儿发热生病时，禁忌使用肌内注射的药物。对于必要的预防接种，可用细小的针头作皮内或皮下注射。饮食以高蛋白质和少渣易消化食物为主，避免吃鱼刺、肉骨头、偏热及辛酸食物。

（2）不要隐瞒病情：隐瞒病情容易导致治疗延误。在生活中，家长有必要向患儿所在幼儿园、学校说明孩子的病情、出血的处理及有关的防护知识，以便家庭与这些单位共同照顾和关注患儿。另外，患儿在每次出血后，家长都不要过分责备孩子，因为过分的责备会使孩子很容易在出血后因怕批评而隐瞒病情，其后果往往不堪设想。

（3）适当参加锻炼：适当的运动锻炼可以增加体内凝血因子的含量，强壮肌肉，还能保护关节。最适合血友病人的运动就是游泳了，此外其他小强度运动也可参加，如自行车、走路等。

专家：韩伟娟

# 关注儿童孤独症

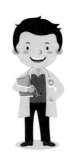

**医诗说**

自娱自乐独来往，我行我素避目光。
孤独自闭难预后，父母关心是渴望。

　　儿童孤独症又称儿童自闭症，近年来发病率有增长趋势，以男性多见，起病于婴幼儿期。大部分孤独症患儿不能融入社会，严重影响身心健康及生活质量，给家庭和社会带来了沉重的负担。

## 儿童孤独症Q&A

　**儿童孤独症的表现有哪些？**

　　专家回答：儿童孤独症一般起病于3岁前，多数患儿出生后逐渐起病，少数患儿经历1～2年正常发育后退行性起病。本病以社会交往障碍、交流障碍、兴趣狭窄和行为刻板、重复为主要表现。

　　（1）社会交往障碍：孤独症患儿在社会交往方面存在质的缺陷，缺乏与人交往的兴趣，缺乏正常的交往方式和技巧。

　　婴儿期患儿主要表现为回避与他人的目光接触，对他人的呼唤、躲猫猫等互动游戏缺少反应，没有期待被抱起的姿势，或抱起时身体僵硬、不愿与人贴近，缺少社交性微笑，不观察、不模仿他人的简单动作。

幼儿期的患儿仍然回避目光接触，往往不会通过目光和声音引起他人对其所指事物的注意，唤之不理，对主要抚养者不产生依恋，对陌生人缺少应有的恐惧，缺乏与同龄儿玩耍的兴趣，交往方式和技巧也存在问题，不会与他人分享快乐，不会寻求安慰，不会对他人的身体不适或不愉快表示关心，不会玩想象的和角色扮演的游戏。

到了学龄期，患儿对父母、同胞可能变得友好而有感情，但多数患儿仍缺乏与他人主动交往的兴趣和行为。虽然少部分患儿愿意与他人交往，但交往方式和技巧依然存在明显的问题。他们常常自娱自乐、独来独往、我行我素，不理解也很难学会一般的社交规则。

成年期患者仍然缺乏社会交往的兴趣和技能，虽然部分患者渴望结交朋友、对异性产生兴趣，但是对社交情景缺少理解，对他人的情绪、情感缺乏适当反应，难以理解幽默、隐喻，较难建立友谊、恋爱和婚姻关系。

（2）交流障碍：孤独症患儿在言语交流和非言语交流方面均存在障碍。

言语交流障碍主要是指患儿开始说话常常较晚，言语进步很慢，甚至没有语言。起病较晚的患儿可有相对正常的言语发育阶段，但起病后言语逐渐减少甚至消失。同时，患儿对言语的理解力也有受损，即使病情较轻的患儿也经常难以很好地会意幽默、隐喻等。对于有言语的患儿，言语形式和内容也常常存在明显异常，例如：重复说他人刚刚说过的话，反复重复说过去听到的言语或广告语，反复述说一个词句、一件事情或询问一个问题、纠缠于某一个话题，使用书面语与他人进行口头交流，语句之间缺乏联系，说话出现语法错误、人称代词分辨不清；也经常出现语速过快或过慢，语调通常比较平淡，缺少抑扬顿挫，不会用语调、语气的变化辅助交流；而且，患儿的主动言语少，不会表达愿望或描述事件，不会主动提出话题、维持话题，部分患儿会用特定的自创短语表达一些含义。

非言语交流障碍主要表现为患儿常拉着别人的手伸向他想要的物品，但是用于沟通的表情、动作及姿势却很少，不会用点头、摇头以及各种手势进行表达。

（3）狭窄的兴趣和刻板重复的行为方式：孤独症患儿倾向于使用僵化、刻板、墨守成规的方式应对日常生活。

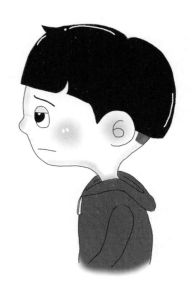

一般认为，
中国约有60～180万
自闭症儿童

孤独症患儿兴趣范围狭窄，兴趣较少，感兴趣的事物也常与众不同。他们通常对玩具、动画片等正常儿童感兴趣的事物不感兴趣，却迷恋电视广告、天气预报、旋转的物品、排列的物品，或迷恋于听某段音乐、某种单调重复的声音等。部分患儿专注于文字、数字、日期、时间表、地图、车站、绘画、乐器演奏等，少部分患儿可表现出独特的能力。多数患儿对动物通常缺乏兴趣，但可能迷恋一些非生命物，如瓶、盒、绳等，令患儿爱不释手，随时携带，如果被拿走，患儿会烦躁不安。患儿还可能对物体的一些非主要的、无功能的特性（气味、质感）产生特殊兴趣，如反复闻物品或摸光滑的表面等。

孤独症患儿行为方式刻板重复，常坚持用一种方式做事，拒绝变化，如反复用同一种方式玩玩具，反复画一幅画或写几个字，坚持走固定路线，总把物品放在固定位置，拒绝换其他衣服等。如果日常生活规律或环境发生改变，患儿会烦躁不安。部分患儿存在刻板重复、怪异的动作，如重复蹦跳、拍手、将手放在眼前扑动和凝视、用脚尖走路等。

（4）除上述表现外，孤独症患儿还常出现情绪不稳定、攻击他人、自伤。多数患儿伴有智力低下、多动及注意力差，认知发展多不平衡，音乐、机械记忆（尤其文字记忆）、计算能力相对较好甚至超常。部分患儿存在睡眠障碍、抽动、癫痫、脑瘫、感统失调等异常。

### 儿童孤独症的病因有哪些？

专家回答：儿童孤独症主要是一种神经发育障碍，遗传因素在发病过程中起了主要作用，是一种多基因病，同时也是带有遗传易感性的个体在特定环境因素作用下发生的疾病。环境因素，特别是胎儿大脑发育关键期接触的环境因素会导致发病的可能性增加，如父母育龄较晚、孕早期遭遇空气污染、生病、服药、病毒或细菌感染、精神状态异常、接触杀虫剂等有毒的化学物质，婴儿出生时出现并发症、低体重，婴儿期感染、过敏、接触毒物等。

### 怎样判断小儿是否得了孤独症？有哪些检查方法？

专家回答：判断孩子是否罹患本病没有捷径，主要依靠儿童精神科医生或具有相关专业知识和临床经验的儿科医生采集孩子的发育情况、异常表现的特点、母孕期情况、家族史等病史以及仔细观察孩子在精神检查中的表现以后进行综合判断得出结论。如果症状不典型或伴随其他复杂的疾病，一次就诊很可能无法确诊。孤独症诊断观察量表（ADOS）和孤独症诊断访谈量表（ADI）是目前国外广泛使用的诊断量表，中国大陆尚未正式引进和修订，但诊断量表的评定结果仅作为诊断的重要参考依据，不能完全替代临床医生综合病史、精神检查并依据诊断标准作出的诊断。

### 若孩子得了孤独症，治疗原则有哪些？

专家回答：儿童孤独症的治疗没有特效药物或物理方法，而是以教育训练为主。因为孤独症患儿往往存在多方面的发育障碍及情绪、行为异常，应当根据每位患儿的具体情况，采用教育训练（长期干预、每日干预）、行为矫正、药物治疗等相结合的综合干预措施。整个干预过程高度要求家庭的参与，因此建议家长寻求专业的孤独症训练机构的帮助，他们能够帮助家庭评估教育干预的适当性和可行性，并指导家庭选择科学的训练方法。部分患儿可能需要药物治疗改善部分症状，这应该在精神科医生的指导下进行。

## 儿童孤独症的预后怎样？

专家回答：儿童孤独症的总体预后并不乐观，预后受病情严重程度、智力水平、伴发疾病等方面影响较大。一般说来，病情越重，智力越低，预后越差，如果伴发脆性X染色体综合征、结节性硬化、癫痫等疾病，预后也较差；病情越轻，智力越接近正常，预后越好。近年来，随着家长和社会对孤独症的重视程度、医疗机构的诊断水平、早期干预和康复训练质量的提高，儿童孤独症的预后正在逐步改善。部分病情较轻的孤独症患儿的认知水平、社会适应能力和社交技巧可以达到基本正常的水平。早期诊断并在发育可塑性最强的时期（一般为5~6岁以前）对患儿进行长期、系统、科学的干预，可以最大限度地改善患儿预后。

专家：杨　文